専門看護師・認定看護師が伝授！
誰でもできるひと工夫

認知症ケア・対応

もっとスムーズになる Q&A 50

編著
西山みどり　有馬温泉病院 看護部長／老人看護専門看護師
西田珠貴　有馬温泉病院 看護師長／認知症看護認定看護師

- 認知機能検査を受けてもらうときに、留意すべきことは？
- トイレ以外で排泄してしまうときは、どうしたらよい？
- 重度認知症でリハビリテーションを行う意義・目的は？
- 終末期判断をめぐる家族とのコミュニケーションは、どうする？

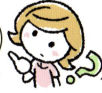

MCメディカ出版

はじめに

　平均寿命の延伸に伴い、今後も認知症を患う方の増加が見込まれます。そこで社会においては、認知症になっても尊厳を保ち、安心して住み慣れた場所で生活ができるよう、積極的に施策が打ち出されています。こうした背景から、認知症の患者さんをケアする場は病院に限らず、施設や在宅など多様化し、多くの看護師が、認知症ケアを提供しています。しかしながら、そのケアに根拠と自信をもっているかと問われると、皆さんはいかがでしょうか。「認知症があるから言ってもわからない」、「認知症だから痛みを感じにくい」など、日頃、認知症ケアを提供している看護師からも、まだまだ誤解や偏見ともとれる言葉をよく聞きます。すなわち、認知症患者さんが安心して治療を受けたり、生活をしたりする環境ではないということを現わしています。

　本書では、病院や施設、在宅でよく見られる場面を50のケースとし、専門看護師と認定看護師がＱ＆Ａ形式でまとめました。回答には、認知症患者さんの見方やケアのコツについていくつかのポイントに焦点を当ててまとめました。ここを丁寧に読み解いていただくことで、日頃の認知症ケアの根拠や自信につながっていくと確信しています。また、患者さんが認知症かもしれないと思って初めて受診するころから、食べることが難しくなっていく認知症の終末期まで、多岐にわたる病期の場面を取り上げました。これにより、病院はもとより、施設や在宅で認知症ケアを提供する看護師の方々にも活用していただけると期待しております。

　厚生労働省は、2040年には認知症の患者さんが約584万人にのぼり、高齢者のおよそ15%、6.7人に1人が認知症を患うと試算しています。今後、認知症ケアは特別なものではなく、すべての看護師が担えるケアでなければなりません。この書籍が皆さんの認知症に関する知識と技術を得る一助となり、認知症の患者さんが最期まで、望む場で一人の人格をもった人として生活できることを、心より切に願います。

　2025年3月

　　　　　　　　　　　　　　　　　　　　西山みどり・西田珠貴

認知症ケア・対応
もっとスムーズになる
Q&A 50

CONTENTS

はじめに 3

編者・執筆者一覧 6

第1章 認知症患者さんへのかかわり方

Q1 家族が「脳トレ」を勧めていますが、本人にとってはよいこと？ 8

Q2 本人・家族の受診時にすべき、身体的・心理的アセスメントとケアは？ 11

Q3 受診時に本人・家族とのコミュニケーションは、どうする？ 14

Q4 認知症外来の受診を拒むとき、どうする？ 16

Q5 認知機能検査を受けてもらうときに留意すべきことは？ 18

Q6 よくみられる疾患・病態には、どのようなものがある？ 20

Q7 BPSDが起こるのは、どうして？ 23

Q8 生活のしづらさによるBPSDを軽減するには、どうすればよい？ 26

Q9 本人が抱えている喪失感をどう支える？ 29

Q10 家族が抱えている喪失感をどう支える？ 32

第2章 認知症患者さんへの基本的なケア・対応

Q11 入院当日のコミュニケーションは、どうするのがよい？ 36

Q12 過ごしやすい病床環境とは、どのようなもの？ 40

Q13 本人の意思を支えるためには、日ごろからどうかかわる？ 43

Q14 治療をスムーズに受けてもらうには、どうする？ 46

Q15 抗認知症薬について、本人・家族にはどう伝える？ 49

Q16 入院時の「帰りたい」という思いに、どう対応する？ 52

Q17 退院支援時には、どのようにかかわるのがよい？ 55

Q18 介護にあたっている家族をどのように支える？ 58

第3章 認知症患者さんへの排泄ケア

Q19 イライラの原因は便秘？ 62

Q20 尿失禁が続くとき、どうかかわればよい？ 65

Q21 尿道カテーテルを気にして自己抜去しそうなとき、どうしたらよい？ 68

| Q22 | ストーマ装具をつけている場合、排泄ケアはどうする？ | 71 |
| Q23 | トイレ以外で排泄してしまうとき、どうしたらよい？ | 74 |

第4章 認知症患者さんへのスキンケア

Q24	搔くのをやめられないとき、どう対応する？	78
Q25	入浴を拒否する場合、どう対応するとよい？	81
Q26	巻き爪で苦痛はあるのに爪切りを拒む場合、どう対応する？	85
Q27	ストーマ周囲に皮膚障害があるとき、どう対応する？	88
Q28	貼付剤を剝がしてしまうとき、どのようにかかわればよい？	92

第5章 認知症患者さんへのリハビリテーション

Q29	リハビリテーションの介入・ケアを拒否するとき、コミュニケーションはどうする？	96
Q30	リハビリテーションの介入・ケアを拒否するとき、環境調整はどうする？	99
Q31	転倒のリスクがあるとき、どのように注意してかかわる？	102
Q32	トイレまで歩くのが難しいのに家族が期待しているとき、どう対応する？	105
Q33	認知機能の低下を緩やかにするリハビリテーションには、どのようなものがある？	110
Q34	重度認知症でリハビリテーションを行う意義・目的は？	113

第6章 認知症患者さんへの食支援

Q35	食事したのに「食べていない」と言うとき、どう対応する？	118
Q36	摂食嚥下障害には、どのようなアプローチが必要？	121
Q37	認知症治療薬による嚥下機能・食行動への影響は、どうする？	124
Q38	食べてくれないアルツハイマー型認知症の患者さんは、どう支援する？	128
Q39	レビー小体型認知症の幻視で食事できない場合、どう対応する？	132
Q40	ほかの人の食事を食べてしまう前頭側頭型認知症の患者さんには、どう対応する？	136
Q41	低栄養を予防するには、どうする？	140

第7章 終末期の認知症患者さんへの指導管理

Q42	食べられなくなっていく状況で、どう対応すればよい？	146
Q43	痛いと言い続けるとき、どうアセスメントする？	149
Q44	抗認知症薬は、いつまで飲み続ける必要がある？	152
Q45	がん告知後に動揺させないようにするには、どうすればよい？	155
Q46	苦痛・症状の緩和では、鎮静をどう図る？	158
Q47	終末期のがん関連認知機能障害（CRCI）では、QOLの維持をどうする？	162
Q48	難治性の褥瘡に対するケアは、どうする？	167
Q49	終末期医療にかかわる意思決定支援は、どうする？	171
Q50	終末期判断をめぐる医療従事者と家族のコミュニケーションは、どうする？	175

| 付録 | 日常臨床で役立つ認知症の評価・検査 | 179 |

索引 ⋯⋯ 182

編者・執筆者一覧

編者

- **西山みどり** にしやま・みどり
  有馬温泉病院 看護部長／老人看護専門看護師

- **西田珠貴** にしだ・じゅき
  有馬温泉病院 看護師長／認知症看護認定看護師

執筆者（五十音順）

- **安西美智子** あんざい・みちこ 　第4章Q24
  東京都立広尾病院 看護部 専門看護師長／皮膚・排泄ケア認定看護師

- **今村直美** いまむら・なおみ 　第4章Q26 、 第7章Q48
  JCHO神戸中央病院 看護部 副看護師長／皮膚・排泄ケア認定看護師

- **大田百恵** おおた・ももえ 　第3章Q22 、 第4章Q27
  NHO呉医療センター・中国がんセンター 副看護師長／皮膚・排泄ケア特定認定看護師

- **岡村かのこ** おかむら・かのこ 　第6章Q35・36・41
  高知医療センター／摂食・嚥下障害看護認定看護師

- **川中子裕美** かわなご・ひろみ 　第5章Q29～32
  獨協医科大学病院 心臓・血管内科／循環器内科病棟／老人看護専門看護師

- **熊倉季穂** くまくら・きほ 　第2章Q11～14
  江別市立病院 認知症疾患医療センター・地域包括ケア病棟 副看護師長／認知症看護認定看護師

- **田村文佳** たむら・あやか 　第4章Q25
  芸西病院 看護部長／老人看護専門看護師

- **中田葉子** なかた・ようこ 　第1章Q2～5
  兵庫県立リハビリテーション西播磨病院 認知症疾患医療センター 課長・外来 師長／認知症看護認定看護師

- **西田珠貴** にしだ・じゅき 　はじめに 、 第2章Q17・18
  有馬温泉病院 看護師長／認知症看護認定看護師

- **西 千亜紀** にし・ちあき 　第6章Q37～40
  ぬくもりグループ法人本部研修センター サポートナース／認知症看護認定看護師

- **西山みどり** にしやま・みどり
  はじめに 、 第1章Q1 、 第2章Q15 、 第3章Q19・20・23 、 第4章Q28 、 第5章Q33 、 第7章Q42・44・45
  有馬温泉病院 看護部長／老人看護専門看護師

- **原田かおる** はらだ・かおる 　第1章Q9・10 、 第5章Q34 、 第7章Q49・50
  大阪医科薬科大学 看護キャリアサポートセンター 専任教員／老人看護専門看護師

- **向井美千代** むかい・みちよ 　第7章Q43・46・47
  神戸掖済会病院 副看護部長／がん性疼痛看護認定看護師

- **山下いずみ** やました・いずみ 　第1章Q6～8 、 第2章Q16 、 第3章Q21
  江別市立病院 認知症疾患医療センター・患者支援センター 看護師長／老人看護専門看護師

第1章

認知症患者さんへのかかわり方

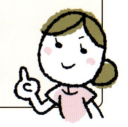

第1章 認知症患者さんへのかかわり方 ①

Q1 家族が「脳トレ」を勧めていますが、本人にとってはよいこと？

患者 80歳代前半、男性

背景
- 脳梗塞の既往はありますが、幸い大きな後遺症はみられません。
- 半年ほど前から、妻が促しても入浴したがらないため、デイケアを利用し、入浴介助を受けています。
- 短期記憶障害があるものの受診歴はなく、認知症の診断はついていません。

経過
　患者のAさんはデイケアでは、穏やかにスポーツ新聞に目をとおしたり、カラオケをするときに歌を口ずさんだり、手拍子をする様子がみられます。Aさんの妻は隣人から、物忘れには計算や漢字など、脳を鍛える大人向けのドリルがよいと聞き、何冊かドリルを購入し、Aさんに勧めているそうです。Aさんは最初の何問かには取り組みますが長続きせず、また妻が間違いを指摘すると「もういい」と言って怒り、席を立ってしまうそうです。
　家でのこのような様子を聞き、脳トレを勧められているAさんに、これから看護師としてどうかかわればよいでしょうか？

生活の不自由や今の思いを代弁して、妻に伝える

　Aさんがドリルに積極的に取り組めない様子から、集中力が続かず、問題を解くことに興味や関心をもてずにいる可能性があります。Aさんはまだ認知症の診断がついていませんが、例えばアルツハイマー型認知症に代表されるような神経変性疾患では、==ストレスを抱えることでより認知機能を低下させる恐れがあります==。

　そこでまず、Aさんに自宅ではどのように過ごしているのか、何か生活するうえで不自由や困っていることはないか、すなわちストレスを抱えていないかを確認します。このとき、Aさんを質問攻めにするのではなく、平易な言葉で聞いたり、発言を待ったり、言いたいことを察したり、工夫しながら尋ねます。そして、もしAさんが今の思いや不安、苦悩など、妻には直接言いにくい思いを胸のうちに抱えていそうであれば、==看護師が代弁して妻に伝えることもできると誠意をもって伝えます==。

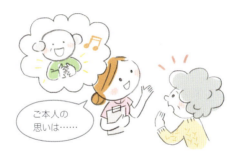

図 家族に本人の思いを伝える看護師

介護者の思いを聞き、患者さん本人のストレスも伝える

　そもそも自宅での入浴が困難になったことでデイケアの利用が始まっていることから、妻がAさんの介護に困難を感じていないか、一人で困難感を抱え込んでいないかについて確認する必要があります。また隣人から促されたドリルをAさんに勧めている様子から、妻が少しでもAさんの認知機能を改善させたいという思いをもっていることもうかがえます。

　そこでまず、夫に元気になってもらいたいという思いは十分に理解できることを妻に伝えたうえで、興味のもてないドリルをすることは、Aさんにとっては脳を活性化させるというより、ストレスになっている可能性があることを伝えます。

認知機能の状態を知るために、受診を促す

　妻には、Aさんにドリルを勧めるよりも、まず受診を促すようにしてもらいます。なぜなら、受診し診断をつけてもらい、必要であれば内服薬を服用することなどにより、これからのAさんの生活をよりよくできる可能性が大きいからです。

　ただし、受診して診断がつくことで、Aさん夫妻が大きな衝撃を受ける可能性もあります。それでもこれから先のことを長い目で見たときに、早めに受診することのメリットを真摯に伝え、われわれ医療者が今後も支えになることを約束します。加えて、Aさんから聞いた今の思い、望みや不安、苦悩などがあれば、代弁して妻に伝えます（図）。

本人が楽しめる時間を提供し、快の刺激を増やす

　デイケアでのＡさんは、新聞を読んだり、音楽を聴いたり歌ったりと、興味や関心をもち集中力を維持して過ごしているようです。このようにＡさんがもてる力を発揮し、快の刺激を増やすことは、認知機能の維持にとてもよい効果があります。

　看護師としてＡさんの心身の状態を観察するとともに、このように少しでも脳を活性化させる時間を設けるようにします。加えて、デイケア利用時以外にも、このような時間が少しでももてるよう、妻と情報交換をしながら、自宅での環境調整を依頼します。

　認知機能の低下を感じたら、本人はもとより家族も何とかしたいと思うのは当然のことでしょう。ちまたには大人用のドリルや「脳トレ」もあふれ、簡単に手にとることもできます。しかし、ここで大事なことは、認知症の患者さん自身がそれを「楽しい」「やりたい」と思えるか否かです。また、最初はこのようなドリルに積極的に取り組めていても、経過とともに難しいと感じる日が来ることは避けられません。このことを念頭に置き、こういったトレーニングがストレスになっていないかどうかに気を配る必要があります。

引用・参考文献
1）鶴屋邦江．"認知症"．改訂2版 高齢者看護すぐに実践トータルナビ．岡本充子ほか編．大阪，メディカ出版，2025，188-201．

（西山みどり）

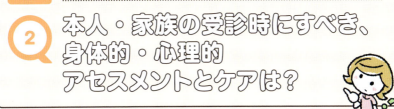

第1章 認知症患者さんへのかかわり方 ②

Q2 本人・家族の受診時にすべき、身体的・心理的アセスメントとケアは？

患者 80歳代前半、女性

背景
- 独居ですが、近隣に娘がおり定期的に訪問しています。
- 3年ぐらい前から家に閉じこもりがちであり、疲労を感じやすいとのことです。
- レビー小体型認知症、幻視あり、ミニメンタルステート検査（MMSE）23点、臨床的認知症尺度（CDR）0.5です。

経過 患者のAさんは、3年ぐらい前から外出をしたがらず家に閉じこもりがちになり、2ヵ月ぐらい前から、夕方から夜にかけて知らない人が見えると言うようになりました。娘が外出を促しても拒否が続いています。また、うつっぽく、家から出ることを嫌がります。
　無理に連れ出そうとせず様子をみたほうがよいのでしょうか？

フレイル対策により身体機能、認知機能を維持・改善する

　初期のレビー小体型認知症、ミニメンタルステート検査（Mini Mental State Examination；MMSE）23点、臨床的認知症尺度（Clinical Dementia Rating；CDR）0.5であり、外出を嫌がっていて、移動がほぼ家屋内にとどまっており、易疲労もあるということです。これらのことから身体的フレイル、心理・精神的フレイル、社会的フレイル[1]の状態にあるのではないかと考えられます。**フレイルへの対策をすることで認知機能の維持・改善が期待できることを説明し、定期的な通所リハビリテーションやデイサービスを導入できるようになることを目指します。**

レビー小体型認知症では幻覚への対応を介護者に確認する

　レビー小体型認知症では、うつ症状以外にも、記憶以外の認知機能（注意、

栄養
食・口腔機能
①食事（たんぱく質をとる。バランスよく食べる。水分も十分にとる）
②噛む力を維持（定期的な歯科検診。オーラルフレイル予防）

身体活動
運動、社会活動など
①たっぷり歩く。なるべく階段を使う。
②ちょっとがんばって筋トレ

社会参加
就労支援、余暇活動・ボランティアなど
①前向きに社会参加（出かける回数を増やす）
②お友だちと一緒にごはんを食べる

図 フレイル予防の3つの柱 （文献1より改変）

遂行機能、視空間認知など）の障害や、レム睡眠行動異常症、パーキンソニズム、自律神経症状、嗅覚障害などの有無[2] を確認します。幻覚への対応として、誤認をしやすいものの有無や、夕方以降の部屋の明るさなどの住環境の状況、声掛けなどについて介護者に確認します[2]。

「フレイル予防の3つの柱」は、栄養、身体活動、社会参加

　不眠やうつ症状が強いときは、患者さんが不安に感じていることをしっかりと確認し、ケアします。通所リハビリテーションやデイサービスへ参加することに難色を示すようであれば、訪問リハビリテーションから始めてもよいことを説明します。栄養、身体活動、社会参加といった「フレイル予防の3つの柱」（図）[1] により、身体機能に加え、認知機能も維持・改善できる可能性が十分にある[3] と患者・家族に説明することが大切です。

短時間の外出から定期的なリハビリテーションにつなげる

　近年、認知症はフレイル、サルコペニアが合併しやすい可能性があること

が示唆されています。特にうつ症状が先行して出現しやすいレビー小体型認知症の患者さんでは、フレイル、サルコペニアを合併している可能性が高いと感じます。すぐにデイサービスの利用を開始することに不安や抵抗がある場合は、==家族や身近な友人と一緒に短時間であっても外出する機会をもつことから始めて、定期的にリハビリテーションを導入できるように提案してみましょう。==

認知症ではフレイル、サルコペニアが合併しやすいといわれています。栄養、身体活動、社会参加といった「フレイル予防の3つの柱」にしっかり取り組むことで、認知機能の維持・改善を見込める可能性があります。

引用・参考文献

1) 厚生労働省. 健康長寿に向けて必要な取り組みとは？ 100歳まで元気, そのカギを握るのはフレイル予防だ. https://www.mhlw.go.jp/stf/houdou_kouhou/kouhou_shuppan/magazine/202111_00001.html （2025年1月閲覧）
2) 「認知症疾患診療ガイドライン」作成委員会編. "Lewy小体型認知症：Lewy小体型認知症（DLB）の診断基準と早期診断のポイントは何か". 認知症疾患診療ガイドライン2017. 日本神経学会監修. 東京, 医学書院, 2017, 237-40.
3) 「認知症疾患診療ガイドライン」作成委員会編. "治療：サルコペニア, フレイルの対応はどのように行うか". 前掲書2), 101-2.

（中田葉子）

第1章 認知症患者さんへのかかわり方 ③

Q3 受診時に本人・家族とのコミュニケーションは、どうする？

患者 80歳代後半、男性

背景
- 進行性核上性麻痺であり、アルツハイマー型認知症、ミニメンタルステート検査（MMSE）12点でした。パーキンソン症状はありません。
- 垂直眼球運動障害がありました。構音障害もあり、声の抑制がきかず大声になりました。

経過 患者のAさんは、以前からイライラしやすい性格でしたが、2年ほど前から顕著になりました。診察前の聞き取り時も妻が話すたびに大声で怒鳴るため、話が進みません。コミュニケーションをどうとればよいですか？

イライラの原因を探り、適切なコミュニケーションをとる

　まず、どういうときにイライラしているのかについて原因を探ります。例えば、妻がAさんの話を聞かずに話したり行動したりしようとするときに大声を上げて怒っているのではないでしょうか。そうであれば、まずは**本人に何に困って受診したかを確認し、妻から話を聞くことについて了承を得て、妻からも話を聞くようにしましょう**。妻に対しては、疾患を理解してもらえるように説明し、コミュニケーションのとり方について指導します。

身振りやうなずき、視線を合わせるなどの方法も活用する

　構音障害があるということですが、「声の抑制がきかず、声が大きくなることを、周囲が怒っていると捉えていないか」という視点からアセスメントする必要があります。また、ミニメンタルステート検査（MMSE）が12点であることから中等度認知症であり、進行性核上性麻痺により思考緩慢や垂直眼球運動障害、前頭葉の機能低下に伴う注意力低下があると考えられます。
　そのようにアセスメントしていくと、Aさんの場合、まずは話し手がAさんの視界に入り、今から話を始めることを大きい身振りで伝えて注意を引き、

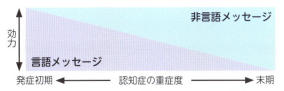

図　認知症進行に対応した言語・非言語メッセージの効力（文献1より転載）

伝えたいことを1つずつ短文でメモに書き、それを本人に読んでもらうことで理解を得られることもあると考えられます。

　また、聞く、読む、話す、書くといった能力には個人差がありますが、認知症が進行しても、読む能力についてはある程度保たれていることが多い[1]といわれています。中等度以降の認知症の患者さんには、読んでもらうことに加えて、言葉によるメッセージ以外にも、身振りやうなずき、視線を合わせるといった方法も積極的に活用します（図）。

非言語メッセージを使いながら、本人の思いや意思を探る

　初診時には、患者さんよりも家族が困って受診するケースが非常に多いです。家族には、「大変でしたね」「よくがんばっていますね」などと受容的な声掛けをします。また、患者さんが"蚊帳の外"にならないように、患者さんからもしっかり受診動機や困りごとを確認したうえで診察につなげます。認知症の進行に伴い発語量も減少しますが、言語メッセージだけでなく、非言語メッセージを使いながら、本人の思いや意思を探りましょう[2]。

患者さんがどのような場面でイライラしているのかを観察し、環境を調整しましょう。認知症がある程度まで進行しても、読む能力は比較的保たれやすいため、非言語メッセージも交えて患者さんの思いを引き出します。家族には、努力に対して労いの声掛けもしましょう。

引用・参考文献

1）飯干紀代子．"中度の認知症"．今日から実践 認知症の人とのコミュニケーション：感情と行動を理解するためのアプローチ．東京，中央法規出版，2011，95．
2）山口晴保．"総論：コミュニケーション〈原則3〉"．認知症の正しい理解と包括的医療・ケアのポイント：快一徹！脳活性化リハビリテーションで進行を防ごう．第3版．山口晴保編．東京，協同医書出版，2016，188-92．
3）北川公子．"認知症者の日常生活のアセスメントとケア：コミュニケーション"．認知症ケアガイドブック．日本看護協会編．東京，照林社，2016，126-9．

（中田葉子）

第 1 章 認知症患者さんへのかかわり方 ④

Q4 認知症外来の受診を拒むとき、どうする？

患者 70歳代前半、女性

背景
- もの盗られ妄想があり、初期アルツハイマー型認知症です。
- 1人暮らしで近隣に姉夫婦が住んでいますが、地域包括支援センターの相談員が介入していました。近隣に、定期受診するかかりつけ医があります。
- 相談員には、「自分は何も困っていない」と言っていました。

経過 　患者のAさんは、銀行へ1日に何度も「通帳がないと」言って電話をかけたり、怒鳴りに行ったりするため、銀行業務に差し支えが出ていると、地域包括支援センターより受診の相談がありました。病識がなく受診拒否のある人に、どうやって受診をしてもらったらよいのでしょうか？

受診の説明では、事前に相談員と方向性を共有しておく

　本ケースでは、銀行業務に支障が出るなど社会的影響がみられるため、環境調整と精神症状に対する薬物療法が必要と思われます。独居のため、病識に乏しい言動がみられても、孤立感や不安が強いと考えられます。

　まずは受診に対する不安を軽減するよう努めますが、そのためには地域包括支援センターの相談員と医療者が事前に「どのように本人に受診してもらうよう説明するか」などの方向性を共有することが大切です。受診後は、デイサービスへの参加を促し、見守りができるような態勢を整えます。

相談員になじみの関係性を築きながら、説明してもらう

　近時記憶障害やもの盗られ妄想があることから、初期アルツハイマー型認知症である[1]ことが考えられます。受診を拒む患者さんは、受診することで尊厳が冒されると捉えることもあります。そのため、嘘をついて受診させようとしても警戒心を強めてしまい、好ましい対応ではありません。

　そこで地域包括支援センター相談員には、**なじみの関係性を築きながら、**

受診の必要性やメリットを繰り返し説明してもらいます。かかりつけ医から、「もの忘れの病気は治ることがあるので、なるべく早く専門家にみてもらいましょう」と、受診を勧奨してもらうことも有効です。

病院が安心できる場所になるよう配慮し、声掛けをする

認知症が進行すると、本人も以前に比べてうまくいかないと不安に感じます（表）[2]。「問題を起こす困った人」と見るのではなく、「心配しており、困りご

表 認知症の進行と心理状態の変化 （文献2より転載）

	周囲の人	本人
しっかりした人	信頼	自信
⇒何かおかしい	疑問（年のせい）	不安
⇒誤りが増える	注意・叱責	不安と反発
⇒異常な言動	手がかかる厄介者	不安と反発 疎外感・孤立感

とにどのようなお手伝いができるか」という姿勢で話を聞きます[3]。また、失われた機能だけではなく、保たれている機能や、強みについても積極的に観察やアセスメントを行い、医師や包括支援センターの相談員、ケアマネジャーなどと情報共有し、今後のプランに反映させます。

不安でいっぱいのなか、覚悟を決めて受診をしてくれた患者さんに「お忙しいなか、よく受診を決断してくださいましたね」と労うことで、その後の診察がスムーズに進むと感じます。また「受診後も心配なことがあればいつでもご連絡をくださいね」と、本人の不安や寂しさといった感情を理解して受けとめ、病院が安心できる場所になるよう配慮して声掛けをしましょう。

受診拒否があるからといって、嘘をついて受診させることは避けましょう。患者さんが信頼している家族や友人、かかりつけ医などから、「心配している」ことを伝えてもらうとともに、「専門家にみてもらいましょう」と繰り返し説明してもらうことが大切です。

引用・参考文献

1) 佐土根朗. "アルツハイマー病の症状の経過". 認知症の正しい理解と包括的医療・ケアのポイント. 山口晴保編. 東京, 協同医書出版社, 2016, 50-5.
2) 松田実. "症候から認知症の人の思いを読む". 認知症BPSD：新しい理解と対応の考え方. 本間昭ほか編. 東京, 日本医事新報社, 2010, 21.
3) 認知症ネット. 認知症患者が受診を拒む―病院へ連れて行くには. https://info.ninchisho.net/column/psychiatry_007 （2025年1月閲覧）

（中田葉子）

第1章 認知症患者さんへのかかわり方 ⑤

Q5 認知機能検査を受けてもらうときに留意すべきことは？

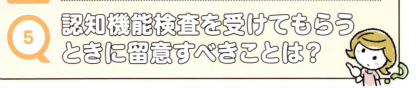

患者 80歳代前半、女性

背景
- 主観的認知障害～軽度認知障害、ミニメンタルステート検査（MMSE）27点、臨床的認知症尺度（CDR）0.5です。
- 3年ほど前から、頼まれたペットへの餌やりを忘れたり、予約していたワクチン注射に来ないとかかりつけ医より家族に連絡があったりしましたが、Aさんにはまったく身に覚えがないということがあります。

経過 最近、患者のAさんは鍵や携帯などを探すことが増えてきていますが、何とか自分で生活できています。家族は、もの忘れの頻度が年々増え、まったく覚えていないことも増えてきているといって心配しています。
出来事をすっかり忘れることが増えていますが、認知機能検査上は正常範囲でした。このような場合は、問題がないものと考えてもよいですか？

認知症は認知機能検査だけで診断がつかないこともある

ミニメンタルステート検査（MMSE）では正常範囲内であるということですが、もの忘れの頻度が年々増えているという症状や出来事をすっかり忘れるという症状から、アルツハイマー型認知症[1]の可能性があると考えられます。臨床的認知症尺度（CDR）0.5であることから、さらに多角的に検査をする必要があります。本ケースでは、髄液検査を行い、髄液中のアミロイドβの蓄積を確認したところ、アルツハイマー病があることがわかったそうです。このように、**認知機能検査で診断がつかなくても、髄液検査などで認知症やその原因があるとわかることもあります**。

一般的な認知機能検査だけの判断では治療対象から除外されてしまう可能性も念頭に置きながら、**対象者の知的水準に合わせてより多角的にみるために追加検査を検討したり、経過をみる**ことも必要です。

認知機能評価では知的水準を考慮し、変化を評価する

一般的にテスト法（対象者が一定の質問に答えることで課題をこなす方法）

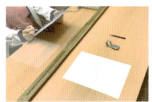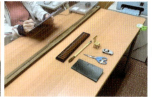

図 当院における認知機能検査の様子
環境を整えて能力を最大限に発揮できるようにする。

では、高学歴の人やもともとの知的水準が高い人などは認知症による日常生活への障害の有無にかかわらず、テストで高得点を収め、認知症ではないと判断されることがあります。そのため、==認知機能評価では、元来の知的水準を考慮したうえで変化を評価する==必要があります[2]。

本人が能力を最大限に発揮できるように環境を整える

==認知機能検査の評価は、そのときの体調や、精神的な状況にも左右されやすい==です。そのため、事前にバイタルサインの測定により身体状況をアセスメントしたり、精神状態の観察や不安の軽減に努めたりするなど、==環境を整えて能力を最大限に発揮できるようにする==ことが大切です（図）。

また、視力、聴力への配慮も必要です。検査前には、患者さんが普段使用している眼鏡や補聴器などを持参するように家族に伝えておきましょう。==持参し忘れたときのために、診察室に眼鏡、集音器の準備もしておく==と安心です。

認知機能検査の結果は、教育歴や知的水準によって左右されます。また、認知機能検査は認知症診断のための検査の一部であり、それだけで診断がつくものではありません。症状の経過を評価したり、血液検査、画像検査、核医学検査、髄液検査などを行い、多角的に判断することが重要です。なお、アルツハイマー型認知症の治療薬であるレカネマブが2023年に認可され、より早期の段階（軽度認知障害〜初期アルツハイマー型認知症）から治療が可能となり、これまでの内服薬治療に選択肢が増えました。

引用・参考文献

1) 山田律子ほか．"認知症"．生活機能からみた老年看護過程＋病態・生活機能関連図．第2版．山田律子ほか編．東京，医学書院，2012，54-70．
2) 水谷信子ほか．"認知症とは"．最新老年看護学．改訂版．水谷信子ほか編．東京，日本看護協会出版会，2011，241．

（中田葉子）

第1章 認知症患者さんへのかかわり方 ⑥

Q6 よくみられる疾患・病態には、どのようなものがある？

患者 80歳代後半、男性

背景
- アルツハイマー型認知症、要介護2（ヘルパー週2回、デイサービス週1回利用）です。
- 70歳代前半に高血圧症になり、慢性心不全と診断され、外来を定期的に受診しています。
- 80歳代の妻と2人暮らし、子どもは遠方のため生活支援ができません。

経過 患者のAさんは、自室内の歩行でも息切れがあり、食欲もないことから、病院を受診しました。「苦しくない」と言いましたが、検査の結果から慢性心不全の増悪と診断され、入院となりました。

入院後、24時間点滴治療を行い、酸素マスクを装着しました。また、症状観察のために、心電図モニター、自動血圧計、パルスオキシメーターを装着し、安静保持のために尿道カテーテルを挿入しました。入院30分後、Aさんは尿意を感じ、酸素マスクを外してベッドから起き上がり、トイレに行こうとしました。看護師が訪室し、「安静ですよ」と言い、Aさんをベッドに寝かせましたが、Aさんはトイレに行けず、つらそうでした。

慢性心不全の病態としては呼吸苦があるはずですが、体調を聞いてもAさんは「大丈夫」と言います。このような患者さんの場合、「苦痛がない状態」と判断してもよいのでしょうか？

本人の苦痛を予測できるアセスメント能力を身につける

厚生労働省による人口動態統計[1]や国民生活基礎調査[2]などでは高齢の患者さんによくみられる疾患を確認できますが、「悪性新生物」「心疾患」「脳血管疾患」「肺炎」「整形外科疾患」などが多いことが知られています。

また、高齢の患者さんにおける疾患の特徴として、**症状には個人差が大きく、非典型的に経過する**ということがあります（表）[3]。Aさんのように、慢性心不全が増悪しても典型的な呼吸苦がない場合もありますが、看護師は**疾患・病態の特徴を理解し、本人の苦痛を予測できるアセスメント能力を身につける**必要があります。

表 高齢者における疾患の特徴（文献3より作成）

- 症状、経過が典型的ではない。
- 慢性的に経過することが多い。
- 脱水・電解質異常を起こしやすい。
- 薬物の副作用が出やすい。
- 合併症を起こしやすく、複数の疾患をもつ。
- 病状が急変しやすい。
- 意識障害、せん妄を起こしやすい。

本人の「いつも」を知り、「いつもと違う様子」に気づく

　高齢の患者さんの疾患は経過が非典型的であるため、**「いつもと違う様子」に気づく**ことが大切です。「いつもと違って元気がない、食欲がない」といった状態が、何らかの疾患にかかっているサインかもしれません。

　患者さんの「いつもの様子」については、家族や施設職員など日常的にかかわっている人に確認しましょう。患者さんの「いつも」を知れば、「いつもと違う様子」に気づくことができ、不快や苦痛を予測できます。身寄りのない高齢者の場合、**疾患・病態の特徴を理解したうえで、表情やしぐさを確認し、不快や苦痛を予測します**。

身体的苦痛による「負のスパイラル」を念頭にケアを行う

　認知症の患者さんには、**身体的苦痛が引き起こす「負のスパイラル」**（図）[4]があることが知られています。具体的には、**身体的苦痛が続くと、意欲が低下し、周囲に無反応になります**。その結果、周囲とのかかわりがなくなり、孤独や不安が増し、認知症がさらに悪化するという悪循環に陥ります。

　「負のスパイラル」のことを念頭に置いて、Aさんのように疾患が重度でも

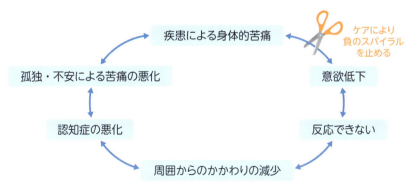

図 認知症における身体的苦痛が引き起こす負のスパイラル（文献4を参考に作成）

「苦痛がない」と表現したり、無反応であったりする認知症の患者さんの場合、==安易に「苦痛がない」と判断しないように心掛ける==必要があります。身体的苦痛は、精神的苦痛、社会的苦痛、スピリチュアルペインにも影響します。本人の==言葉にできない苦痛に気づき、「今日1日大切にされた」と思えるケアを実践しましょう。==

身体機能の維持を意識して、入院関連機能障害を予防する

　高齢の患者さんは入院により入院関連機能障害（入院中の安静臥床が誘因となり、身体機能や認知機能が低下すること）[5]を発症しやすく、20〜40％程度で発症したという報告[6]もあります。

　入院関連機能障害の予防としては、看護師が日々実践しているようなリハビリテーションを病態に応じて行います。特別なリハビリテーションではなく、食事は自分で食べる、洗面所で歯磨きをする、トイレで排泄するなど、==患者さんの身体機能を把握したうえで、その機能を維持できるように意識してかかわりましょう。==

　高齢の患者さんによくみられる疾患は、「悪性新生物」「心疾患」「脳血管疾患」などです。認知症の患者さんで「いつもと違う様子」がみられたら、疾患罹患のサインかもしれないということを念頭にかかわりましょう。入院時は入院関連機能障害が起こりやすいため、身体機能を維持することを意識しながら日常的なリハビリテーションを行いましょう。

引用・参考文献

1）厚生労働省．令和4年（2022）人口動態統計（確定数）の概況．https://www.mhlw.go.jp/toukei/saikin/hw/jinkou/kakutei22/（2025年1月閲覧）
2）厚生労働省．2022（令和4）年国民生活基礎調査の概況．https://www.mhlw.go.jp/toukei/saikin/hw/k-tyosa/k-tyosa22/index.html（2025年1月閲覧）
3）北川公子．"老いるということ，老いを生きるということ：疾病をめぐる特徴"．老年看護学．第9版．東京，医学書院，2018，8-9．
4）高山成子．"入院中の認知症高齢者の看護に求められている「予防」：身体的健康障害と認知症の負のスパイラルの予防：パーソンセンタードケアから"．認知症plus身体疾患：加齢変化をふまえた適切な治療とケアのためのかかわり．東京，日本看護協会出版会，2020，8-9．
5）角田亘．HAD（hospitalization-associated disability；入院関連機能障害）の理解と対策．理学療法ジャーナル．57（11），2023，1330-4．
6）青山百合枝ほか．急性期病院の入院予約時から始める入院関連機能障害予防の取り組み．日本医療マネジメント学会雑誌．17（3），2016，168-72．

（山下いずみ）

第1章 認知症患者さんへのかかわり方 ⑦

Q7 BPSDが起こるのは、どうして？

患者 70歳代後半、女性

背景
- アルツハイマー型認知症です。
- 既往歴に、誤嚥性肺炎、高血圧、慢性心不全があります。
- 要介護3（ヘルパー、訪問看護、ショートステイを利用）です。
- 夫と2人暮らし（主介護者は夫）です。子どもは遠方在住であり、生活の支援はできません。

経過
　患者のAさんはここ数年、摂食・嚥下機能の低下がみられ、誤嚥性肺炎で入退院を繰り返していました。今回も、発熱、咳嗽、喘鳴、食事中のむせがあり、病院を受診したところ誤嚥性肺炎と診断され、一般病院の内科病棟へ入院となりました。
　入院後は絶食で、維持輸液が開始となりました。看護師は、口腔ケア、清拭、陰部洗浄などの清潔ケアをするために訪室しましたが、ケアをしようとすると叩いたり、つねったりする行動があり、十分な清潔ケアができませんでした。
　Aさんに清潔ケアをしたいのですが、看護師を叩いたり、つねったりするなどの攻撃性があり、ケアができません。どうしたらケアを受け入れてもらえるでしょうか？

BPSDの原因が不快な環境にあるのではないかと考える

　認知症の行動・心理症状（behavioral and psychological symptoms of dementia；BPSD）は、「認知症に頻繁にみられる知覚、思考内容、気分または行動の障害による症状」[1] と定義されています。行動症状には徘徊、興奮、易刺激性、攻撃性などがあり、心理症状には不安、抑うつ、妄想、無気力などがあります。**BPSDは本人にとって不快と感じる環境から生じます**（図）[2]。
　Aさんの場合は、入院環境、誤嚥性肺炎の病状、絶食・維持輸液などの治療、ケア提供者の声掛けなど、多くの不快な環境によりBPSDを起こしていたのではないかと考えてみましょう。

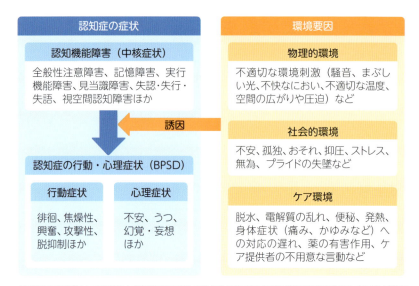

山田律子.″健康逸脱からの回復を促す看護:認知症の病態・診断・治療・予防″.老年看護学.第9版.東京,医学書院,2018,300.より改変

図 認知症の症状と環境要因との関係

BPSDが誰にとって問題になっているのかを考える

　攻撃性は、BPSDのなかでも対応困難な症状の1つといわれています。ここで、Aさんの攻撃性により清潔のケアができないという状況は誰にとって、どのように問題になっているのかを考えてみましょう。

　BPSDと思われる症状が起こったときは、看護師の捉え方の問題なのか、施設などの規則が守れないという問題なのか、患者さんの安全・安楽やQOLが低下するという問題なのかなど、誰にとっての問題なのかを考えながら整理しましょう[3]。もっとも大切なのは、**患者さんがBPSDによって不快な状態になっていることに気づく**ことです。

ケアの内容が理解度に合わせて伝わるように工夫する

　あらためて、Aさんに攻撃性がみられた状況について振り返ってみましょう。口腔ケアの場面を振り返ると、看護師は訪室してすぐに「お口の中をきれいにしますね」と声を掛け、Aさんの反応を確認することなくすぐに口腔ケアを始めようとしたところ、攻撃性がみられたということです。

ここで考えられることは、Aさんは何をされるかわからず、不安、混乱、恐怖感などを抱いたのではないかということです。そのように考えると、看護師はまず、これから**どのようなケアを行うのかについて、患者さんに伝わるように、その人の理解度に合わせながら工夫してかかわる**ことが大切です。

ケアの前に患者さんが笑顔になる一言を付け加える

　清潔ケアは看護師にとっては業務の1つですが、患者さんにとっては生活の一部です。私たち看護師が業務遂行という目的のみで患者さんにかかわると、ケアを始める前のコミュニケーションが不十分であったということに気づかないこともあります。「ケアをさせてください」と言う前に、「お顔を見にうかがいました」「今日もお会いできて、うれしいです」など、一言付け加えてみるのもよいでしょう。**気持ちのよいかかわりを心がけることによって、患者さんは笑顔でケアを受けてくれることもあります。**

　BPSDの主な原因は、認知症の患者さんにとって不快と感じる環境（物理的環境、社会的環境、ケア環境）にあります。認知症の患者さんにとって快適な環境に整えることで、穏やかに過ごすことができるということを念頭に置いてかかわりましょう。

引用・参考文献

1) 日本老年精神医学会監訳. "モジュール1：BPSDとは何か". 国際老年精神医学会 BPSD：痴呆の行動と心理症状. 東京, アルタ出版, 2005, 15.
2) 山田律子. "健康逸脱からの回復を促す看護：認知症の病態・診断・治療・予防". 老年看護学. 第9版. 東京, 医学書院, 2018, 299-304.
3) 高山成子. "認知症の人に必要な看護とは：BPSDと認知症の人の日常生活". 認知症の人の生活行動を支える看護：エビデンスに基づいた看護プロトコル. 東京, 医歯薬出版, 2014, 16-21.

（山下いずみ）

第1章 認知症患者さんへのかかわり方 ⑧

Q8 生活のしづらさによるBPSDを軽減するには、どうすればよい？

患者 70歳代前半、女性

背景
- 60歳代前半で若年性アルツハイマー型認知症と診断され、内服薬治療中です。
- ミニメンタルステート検査（MMSE）18点、要介護1（週1回デイサービス利用）です。
- 既往歴として、高血圧、両眼白内障、脳梗塞（定期通院、内服薬・点眼薬治療中）があります。
- 夫と2人暮らしで、子どもはいません。働いた経験はなく、専業主婦です。

経過
　患者のAさんは、中等度の認知機能障害がみられます。簡単な会話は成立していますが、見当識障害により自宅にいても自宅と認識できず、「家に帰りたい」と言って歩き続けるようになりました。
　夫が検査のため、病院へ2週間入院することとなり、Aさんはレスパイト入院をすることとなりました。入院後、Aさんは自分がどこにいるのかわからず、また夫がいないことに混乱し、夫を探して歩き続けました。Aさんは病院に入院したことが理解できず、夫を探して歩き続けています。
　Aさんに休息してもらうには、どのようにかかわればよいでしょうか？

BPSDは生活のしづらさにストレスが加わると起こる

　認知症の患者さんは、記憶障害、見当識障害、判断力の低下などの認知機能障害により生活のしづらさ（生活障害）を抱えています（表）。その生活のしづらさに、ストレスや焦りが加わり、認知症の行動・心理症状（behavioral and psychological symptoms of dementia；BPSD）が生じます。Aさんが歩き続けるのは、「なぜここにいるのか思い出せない（記憶障害）」「自分のいる場所がわからない（見当識障害）」「対応方法がわからない（判断力の低下）」など、生活のしづらさから生じていることが考えられます。このような場合、==患者さんの生活のしづらさが改善するように支援することで、快適に過ごすことができるようになり、BPSDを軽減することができます。==

26

表 認知機能障害による生活のしづらさ

認知機能障害	生活のしづらさ
記憶障害	体験全体を忘れる、新しいことを覚えられない。昔のこと、過去に体験したことは忘れにくい。
見当識障害	時間・場所・人の順に認識できなくなる。自分の置かれている状況が理解できない。
失語	言語情報にかかわる機能（話す、聞く、読む、書く）に支障をきたす。
失行	運動器の障害はないが、身体を思いどおりに動かせない。
失認	感覚器の障害はないが、ものを見ても何かわからない、認識できない。
実行機能障害	予測する、段取りを組む、計画を立てることが困難である。
社会的認知の障害	相手や周囲の状況を認識し、それに適した行動がとれない。

否定せずに聞き、本人の目的・理由に合った対応を考える

　BPSDは対応困難な症状といわれる一方で、看護によって軽減する症状ともいわれています。つまり、**BPSDが生じている背景を理解することで、症状を軽減することができる**ということです。

　Aさんのように言語表現が可能な認知症の場合、歩き続けている目的や理由を尋ねると話してくれることがあります。これまで夫と二人三脚で歩んできたAさんには、「夫に会いたい」という本人にとっては歩き続けるための重要な目的・理由がありました。まずは、**認知症の患者さんの訴えを否定せずに聞き、本人の目的・理由に合わせた対応を考えましょう**。

BPSDの看護では、「無理に改善しようとしすぎない」

　BPSDに対する看護の原則として、「BPSDは疾病過程の一部でもあるので、周囲の人が無理に改善しようとしすぎない」「病気だからと改善へのケアを怠ることがあってはならない」、そして「症状が改善しないからといって、問題行動の背景を理解せずに安易な拘束や抑制をしない」などがあります[1]。

　例えば、Aさんに休息を強いることはAさんの活動性の低下につながることもあります。転倒、骨折、体力消耗などのリスクを評価したうえで、**安全を確保しながら自然に休息できるようにかかわりましょう**。

目には見えない本人の希望・思いを会話から推察する

　歩き続けるなどといったBPSDの症状は、私たちの目に見えるかたちで現れています。しかし、認知症の患者さんが歩き続ける背景には、Aさんのように「夫に会いたい」という希望もあれば、「安心できる場所に行きたい」「体調をよくしたい」など十人十色の思いが、目には見えないかたちで存在しています。患者さん本人が==どのような希望をもっているのかを日々の会話のなかから推察し、どのように支援すればその希望を叶えられるのかを考えてみましょう。==

　認知症の患者さんには、認知機能障害による固有の生活のしづらさがあります。また、BPSDは快適に生活できるように支援することで軽減します。BPSDには必ずその人なりの理由・目的があります。その理由・目的に合わせて対応することで、BPSDが軽減することがあります。

引用・参考文献

1) 高山成子. "認知症の人に必要な看護とは：BPSDと認知症の人の日常生活". 認知症の人の生活行動を支える看護：エビデンスに基づいた看護プロトコル. 東京, 医歯薬出版, 2014, 16-21.
2) 精神症状・行動異常（BPSD）を示す認知症患者の初期対応の指針作成研究班編. "徘徊". BPSD初期対応ガイドライン：介護施設, 一般病院での認知症対応に明日から役立つ. 改訂版. 服部英幸編. 東京, ライフ・サイエンス, 2018, 89-91.
3) 日本老年精神医学会監訳. "モジュール2：臨床的な問題". 国際老年精神医学会 BPSD：痴呆の行動と心理症状. 東京, アルタ出版, 2005, 27-49.

（山下いずみ）

第1章 認知症患者さんへのかかわり方 ⑨

Q9 本人が抱えている喪失感をどう支える？

患者 70歳代後半、男性

背景
- 2型糖尿病、高血圧です。
- 糖尿病で血糖降下剤を服用し治療中でしたが、内服薬の飲み忘れにより高血糖を生じ、入院となりました。
- 入院中の診察にて記憶障害、見当識障害を認め、アルツハイマー型認知症の診断を受け、抗認知症治療薬が開始となりました。
- 家族は、妻と長男との3人暮らしで、日常生活は妻の支援にて自立しています。
- 毎朝、犬の散歩に出ることが日課で、それ以外はほぼ自宅内で過ごしています。
- 入院中に要介護1の認定を受け、訪問看護を利用するようになりました。

経過 　入院で認知症と診断された患者のAさんは、医師より服薬管理は訪問看護と家族で行うよう説明されました。Aさんは医師の説明にしぶしぶ「わかりました」と承諾しました。
　退院後、看護師が自宅を訪問すると、「私はダメになってしまった」「こんなこともできない、わからなくなった」と大きなため息をつき、元気がありません。看護師は気分転換や心身の機能維持のために、デイサービスやデイケアへの通所を勧めますが「行きたくない」と断られてしまいます。看護師はふさぎ込んでいるAさんにどのようにかかわればよいかわからず悩んでいます。
　認知症の診断を受け、日々の生活への影響を実感するなか、気持ちが沈んでいるAさんに対し、看護師はどのように対応すればよいのでしょうか？

本人の気持ちに寄り添い、もてる力を引き出す

　認知症の進行に伴う認知機能の低下により、自立した日常生活動作そのものが妨げられるようになります。服薬管理、話すこと、排泄すること、食べること、動くことなど、うまくできなくなることが増えていくなか、日常的に喪失感を抱えているといえるでしょう。認知症の特徴や経過から考えると、認知症の患者さんや家族は喪失を連続して体験する存在だといえます。
　ケア提供者はそのことを認識し、患者さんの気持ちに寄り添いながら、抜

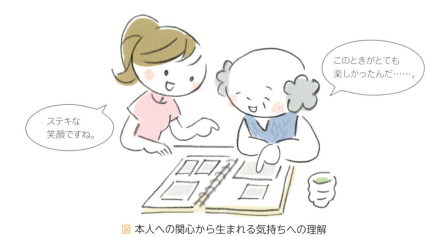

図 本人への関心から生まれる気持ちへの理解

け落ちる記憶を補いながらかかわり、**もてる力に着眼し、環境を整えたり、工夫を凝らしたりすることで、患者さんが残された力を発揮して暮らせるように支援します**。

本人に関心を向け、残された機能を生かす

「自分がこれから何をすればよいのか」についての答えは、認知症の患者さん本人がもっています。その人のこれまでの人生、生活を知り、表情や言葉、話す様子などから、**どのような気持ちになっているのかを理解しようとする姿勢をもち、本人の関心をまずは推し量ります**（図）。

次に、「認知症の症状として何が起きているのか」「症状はどの程度なのか」「できることは何か」という視点で情報を集めます。そのうえで、どのように工夫すれば自立できるか、すべてを自分でできなくとも今もっている力を発揮するためにはどのような支援ができるのかをアセスメントしていきます。

本人の世界を想像し、ありのままを受け入れる

看護師には、**認知症の患者さんが体験する喪失感をありのままに捉える**というように、擁護者としての姿勢を意識することがもっとも大切です。看護師は自分の価値観を軸にして捉えるのではなく、患者さん本人の語りに耳を傾け、また、言葉で表現することが難しい状況であったとしても表情や声、

様子などから患者さんの気持ちを推し量り、理解しようとする姿勢をもつようにしましょう。

　認知症の患者さんが感じていることは、本人にしかわからない感覚ですが、体験している世界を想像し、その人にとっての喪失感、苦痛な気持ちを捉えていくことで、信頼関係が生まれ「ただそばで話を聞くだけ」というケアができるかもしれません。

多職種チームで、ケアの意味を理解しながら支える

　Aさんへの訪問看護では、多職種からなるケアチーム全体でAさんの話を聞く時間をとります。訪問時には身体の調子だけでなく、Aさんのこれまでの仕事や社会活動、日常の困りごと、気持ちなどをよく聞き、その対話のなかからAさんの苦痛、大切にしていることなどをチームで共有します。そして、服薬についてもすべてを看護師が管理するのではなく、老化や症状を見極め、Aさんができることを多職種チームで話し合い、Aさんと一緒に服薬管理をするようにしました。

　Aさんは「看護師さんと話すと元気が出るわ」「まだまだできることはあるな」と、表情が緩み、スタッフが帰るころには笑顔がみられるようになりました。スタッフのなかには「話を聞くだけで何もできない」という声もありましたが、==自分たちが行っているケアの意味を共有し、本人の表情や態度の変化をケアの成果として理解しながら==、看護を継続しました。

　まずはケア提供者が患者さん本人を知ること、次に自分の価値ではかるのではなくその人が体験していることに思いを寄せること、そして認知症でできなくなることが日々増えていくことに直面する気持ちに気づけることが大切です。そのうえで、多職種からなるケアチームとして、患者さんとともに歩みながら支援できるとよいでしょう。

引用・参考文献

1) 坂口幸弘. "悲嘆の定義" "悲嘆の古典的研究" "通常の悲嘆". 悲嘆学入門：死別の悲しみを学ぶ. 京都, 昭和堂, 2010, 1-36.
2) 西山みどり. "日常的なケアの中のスピリチュアルケア". 認知症の緩和ケア：EOLC for ALL すべての人にエンドオブライフケアの光を. 平原佐斗司ほか編. 東京, 南山堂, 2019, 51-5.
3) 日本緩和医療学会. "モジュール6". ELNEC-J 高齢者カリキュラム指導者用ガイド. 2024. https://www.jspm.ne.jp/seminar/elnecj/index.html（2025年1月閲覧）

（原田かおる）

第1章 認知症患者さんへのかかわり方 ⑩

Q10 家族が抱えている喪失感をどう支える？

患者 80歳代、女性

背景
- Aさんの夫である患者のBさん（80歳代後半）は、アルツハイマー型認知症の診断を受け5年が経過しました。記憶障害、見当識障害の症状があり、意思疎通の困難さ、排泄の失敗がときどきみられ、介護を必要とする状態（認知症の生活自立度 ランクⅢa）です。
- Bさんは要介護3の判定を受け、デイサービスを週3回利用しています。
- Bさんとの2人暮らしで、妻であるAさんがBさんの介護をしてきました。

経過 デイサービスでのBさんは、いつも笑顔でアクティビティにも積極的に参加し、ほかの利用者たちの間でも人気者でした。ある日、デイサービスから自宅にお送りした際、デイサービスの若いスタッフが「Bさん、また来週お待ちしてますね」とファーストネームで声を掛けたところ、Bさんはニコニコと手を振ってくれました。しかし、妻のAさんから「下の名前で何を気安く呼んでるの」「もうそんなデイサービスには行かせません」と強く叱責されました。スタッフは、何が悪かったのかわからず困ってしまったといいます。
　認知症をもつ夫の介護をしてきたAさんは、若いスタッフが夫の名前をファーストネームで呼んでいることに対して急に怒り出しましたが、この対応のどこに問題があり、またどのようにすればよかったのでしょうか。

認知症の患者さんがいる家族は「曖昧な喪失」を抱えている

　家族が認知症になると、これまで自分が知っている夫、妻の姿と、今、目の前にいる異なる姿に「これまでの私が知っている人ではなくなってしまった」という喪失感を体験することが多いといわれています。身体的には存在していても心理的に不在であると認知されることで経験される、「曖昧な喪失」[1]といいます **（図）**[2, 3]。

　Aさんは、夫が若いスタッフから気安くファーストネームで呼びかけられ、それにニコニコと応じる姿に、**「これまでの自分が知っている夫ではなくなってしまった」という喪失感**を実感されたのではないでしょうか。私たち看護師は、そのような家族の思いに気づき、その気持ちに配慮しつつ、それを乗

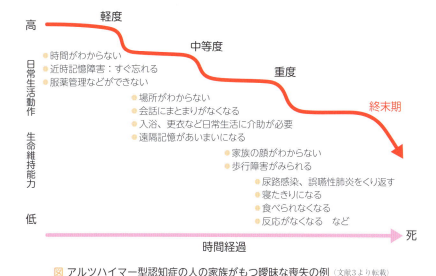

図 アルツハイマー型認知症の人の家族がもつ曖昧な喪失の例 （文献3より転載）

り越えられるよう家族を支援することが求められます。

本人の「これまで」と家族の思いを知る

　認知症の患者さんがいる家族は、**認知症になる前の本人の「これまでの姿」と認知症の進行によって変わってしまった「今の姿」のギャップに葛藤を感じ苦悩する**といわれています。そのため、私たちのかかわりとしては、家族が大事にしている患者さん本人の「これまでの姿」を知ること、そしてそのことを大事にした支援が必要となります。そのためには、家族と時間をとって、対象となる方の「これまでの姿」、そして家族が大切にしていること、家族の思い、今の状態の受けとめ方などを知って、ケアを考えることが必要となります。

家族の思いを誠実に受けとめ、自身の価値観を客観視する

　家族のありようは、長い人生経験のなかで培われたものであり、家族それぞれに異なります。私たちは、ともすれば自分の価値観、家族観でその家族をわかったつもりになりがちかもしれません。しかし、**看護師が自分自身の**

価値観を客観視して俯瞰しつつ、家族の状況や思いを誠実に受けとめ、支援方法について検討することが大事です。

家族の気持ちや望むかかわりを日々のケアに反映させる

　家族の気持ちや望むかかわりを日々のケアに生かすためには、患者・家族に関係する多職種間で話をし、家族の思いを共有しつつ、具体的な支援方法を考えます。

　ケースではその後、スタッフがAさんに時間をもらい、夫であるBさんについてお話を聞かせてもらったといいます。美術の教師をしていたBさんは絵を描くことや、木工が得意でした。老化や認知症の進行によって細かな作業が難しくなり、デイサービスで描いた絵はこれまでのものとはまったく違っていたこと、苦労して教師になり生徒から慕われ、威厳のある先生であったこと、その姿とは異なる今の姿を感じるたびに何とも言えない気持ちになることを話してくれたそうです。

　そのようなことを聞いたスタッフは、ほかのスタッフ間でも共有し、Bさんの名前は妻と本人が望む呼び方で統一することとしました。このように、家族の気持ち、望むかかわりを日々のケアのなかに反映させることが日々の支援として大切なことだと考えます。

家族それぞれに思いをもっています。認知症の患者さんの「これまで」を知り、家族の思いを想像すること、そして家族の思いを教えてもらうことが大切です。そして、患者・家族の思いをケアに反映していきましょう。

引用・参考文献

1) ポーリン・ボス. "凍結した悲嘆". 「さよなら」のない別れ 別れのない「さよなら」：あいまいな喪失. 南山浩二訳. 東京, 学文社, 2005, 10.
2) ポーリン・ボス. 認知症の人を愛すること：曖昧な喪失と悲しみに立ち向かうために. 和田秀樹監訳. 東京, 誠信書房, 2014.
3) 桑田美代子. "認知症の家族ケア：悲嘆のケア". 認知症の緩和ケア：EOLC for ALL すべての人にエンドオブライフケアの光を. 平原佐斗司ほか編. 東京, 南山堂, 2019, 232-5.
4) 日本緩和医療学会. "モジュール7". ELNEC-J 高齢者カリキュラム指導者用ガイド. 2024. https://www.jspm.ne.jp/seminar/elnecj/index.html（2025年1月閲覧）

（原田かおる）

第2章

認知症患者さんへの基本的なケア・対応

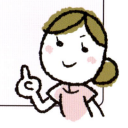

第2章 認知症患者さんへの基本的なケア・対応 ①

Q11 入院当日のコミュニケーションは、どうするのがよい？

患者 80歳代後半、女性

背景
- アルツハイマー型認知症で、認知症高齢者の日常生活自立度はランクⅢです。
- 夜間、物音がして、家具を移動したりしていることもありますが、声を掛けると怒るため、本人の好きなように活動させていました。
- 朝方に眠るようで、朝、長男夫婦が出勤する時間には寝ていることが多いです。
- 尿失禁があり、汚染したパッドは室内で袋に入れてしまっていました。
- 入院後、1階の居室からはカビの生えた食べ物が発見されました。
- 長男夫婦と同居。1階に本人、2階に長男夫婦が居住していました。

経過 患者のAさんは、自宅内で転倒したところを家族に発見され、救急車で搬送されました。大腿骨頸部骨折の観血的手術が必要だったため、入院となりました。家族からの情報では、記憶障害や生活のなかでのこだわりがみられたため、保清や部屋の片づけなどで介入ができなかったとのことでした。
　外来を受診したときに家族からAさんに対して、入院や治療の必要性が説明されました。しかし、入院病棟まで付き添った家族が入院手続きを終えて帰宅したとたんに、Aさんは「私、入院したの？　どこが悪いんだろう」と何度も話していました。
　記憶障害により病識がない患者さんには、どのようにかかわったらよいのでしょうか？

本人の痛みを表情や機嫌の悪さ、怒りっぽさから観察する

　認知症の患者さんは、自分の身体状況を適切に表現することが苦手です。そのため、その患者さんと通常のコミュニケーションをとるためにも、**まずは痛みや苦痛を緩和する**ことが大切です。「痛い」と言わないから痛み止めを使用しないのではなく、**痛みは表情や機嫌の悪さ、怒りっぽさで表現されることもある**ため、非言語的な表現として観察する必要があります。
　また、受傷したことを忘れているときには患部に触れ、患者さんと医療者が一緒に腫れの有無や受傷した手足が動かないことを確認することも有効で

表1 コミュニケーションに影響する視聴覚機能の加齢変化 （文献1より作成）

視覚の 加齢変化	老視	水晶体の硬化、毛様筋の筋力低下。45歳くらいから近くのものにピントがあわなくなる。
	視野の暗化	80歳の瞳孔径は20歳の60％になる。
	霧視	水晶体の透明度が低下する。混濁、白内障と加齢変化の間の線引きが困難となる。
	羞明	まぶしさが増強する。
	視野の狭まり	眼瞼下垂、眼球の落ち込み、緑内障がみられる。
	色覚の変化	網膜上の青錐体細胞の感度の低下などにより、紫・青緑の識別が困難になる。
	明暗順応の 反応時間の延長	暗いところでものが見えにくい。
聴覚の 加齢変化	老人性難聴	高音域が聞き取りにくい、子音が聞き取りにくい、音の弁別力が低下する。
	伝音性難聴	耳垢がたまっている。

す。眼鏡や補聴器、義歯など日常生活行動を送るために必要なものは、家族や支援者にそろえてもらいましょう。

本人が認識するのを待って声を掛け、同じ説明を繰り返す

　認知症の患者さんは記憶障害があるため、新しいことを覚えることが苦手です。そのため、同じ説明を何度も繰り返すことが必要です。また、加齢変化による老眼、白内障、老人性難聴などによって、情報の理解が難しい可能性もあります。その人の視聴覚機能 (表1)[1] を確認して、理解しやすいように伝えていく必要性があります。目線を合わせて、アイコンタクトをとり、患者さんが話しかけられていることを認識するのを待って、丁寧に声を掛けます。

相手に話しかけて、顔なじみの関係になれるようにする

　入院中は、患者さんが「ここにいて大丈夫」だと安心できることが大切です。知らない人ばかりでは不安が増強するので、顔なじみの関係になれるように信頼関係を構築することが必要です。何度も顔を見せて、あいさつをす

る、今日の調子を尋ねる、夜眠れたかどうかを尋ねるなど、**「あなたを気にかけている」「あなたに関心を寄せている」ということを、患者さんに会話のなかで伝えていきます**。

　看護師が同じことを聞いていてたとしても、本人にとっては初めて話して

表2 アルツハイマー型認知症に特徴的なコミュニケーションの喪失 （文献2より改変）

段階	記憶	理解度	発語および言語機能	社会機能
初期	● 時間に対する見当識を失う。 ● 長期的および短期的記憶が幾分失われる（会話でつねに明らかにわかるわけではない）。 ● 最近得たばかりの情報を覚えていない。 ● 5項目のリストまたは電話番号を覚えられない。	● スピードの速い話、あるいは騒音、または気が散る環境での話し、込み入った会話または抽象的な会話、皮肉や当てこすりを理解する能力を失う。	● 何について話してよいかわからなくなる。 ● 言語のスピード構成能力を失う（間が空く、ためらいが明確になる）。 ● 物の名前をすぐに言えなくなる。例えば「砂糖」の替わりに「塩」というなど関連する語を使う（自己修正能力は維持されている）。	● そのときの話題に関心を持ち続けられなくなる。 ● 怒りや論争をしたい気持ちをコントロールできなくなる。 ● 会話中のつなぎがなくなり、話が無遠慮で無礼な印象になる。 ● 話し手への注意が数分間しか続かなくなる。
中期	● 時間および場所に対する見当識を失う（人物については失わない）。 ● 長期的および短期的記憶がさらに失われる（会話で明らかにわかる）。 ● 抽象的な語彙や概念、あまりなじみのない人の名前がわからなくなる。 ● 3項目のリストまたは3段階の指示事項を覚えられない。 ● 情報が提示されたすぐあとに覚えていられない。	● 一般的な長めの会話を理解できなくなる。 ● 妨害や騒音があると集中できず注意を保てなくなる。 ● 読んだ内容を理解できなくなる、ただし読む機能は維持されている。 ● 顔色を読み取れないこともある、ただし感情的な意味の認知能力は維持されている。	● 特に抽象的な言葉や特定の細かなことに関する言葉が言えなくなる。 ● 会話に滑らかさがなくなる（間が空く、言い換え、文章が短くなることが多くなる）。 ● 自己修正能力がなくなる。 ● 会話の際に声が小さくなり発声による表現が失われる。 ● 建設的で「提案的な」言葉遣いができなくなる。	● 別の視点からのものの見方ができなくなる（より独善的になる）。 ● 質問が少なくなる。 ● 会話が少なくなる。 ● 目を合わせなくなる。 ● 意見を言わなくなり自己修正しなくなる。 ● 社会環境から引きこもる。 ● 会話から「几帳面さ」が失われる。
後期	● 時間、場所および人物に対する見当識を失う。 ● 新しい記憶ができなくなる。 ● 家族の者が誰だかわからなくなる。	● ほとんどの言葉の意味が理解できなくなる。 ● 全般的な認識が失われる。 ● 話かけられても気がついていないように見受けられる。	● 文章を終わらせられなくなる。 ● 文法や語法が失われる（新造語を使う）。 ● まったく話さなくなり、無言となることもある。	● 社会的なつながり、または期待に対する認識を失う。 ● 意思伝達についての明らかな願望がなくなる。

いるような気持ちになるのかもしれません。また、認知症の患者さんは記憶の保持が難しいため、不安を感じているということも考えられます。そのため、同じように尋ねられても何度でも同じように答えるようにしましょう。

本人が「大切にされている」と感じられるようにかかわる

　認知症が進行すると、受け取れるメッセージは減少し、コミュニケーション障害が進みます (表2)[2]。認知症の患者さんと看護師とのコミュニケーションでは、認知症特有の丁寧なアセスメントとかかわり方の技術を要します。認知症の患者さんには注意障害があるため、声掛けをされていても「自分が話しかけられている」と気づいていないかもしれません。

　相手が自分を認識してから言葉を掛ける、自己紹介をして相手の同意を得てからケアを始める、ケアを開始する前に相手に興味や関心を寄せた声掛けを行うといったことを丁寧に行い、本人が「大切にされている」と感じられるようなコミュニケーションを心掛けてかかわることが大切です。背中などを広い範囲でゆっくり触るなど、**患者さんの身体に優しく触れる**ことも有効です。

　入院当日の患者さんは、急激な環境の変化で、普段よりも不安になりやすく、混乱しやすい状況にあります。また、新しい環境に慣れることに必死で、普段のコミュニケーション能力が発揮できないかもしれません。まずは入院生活に適応できるように、親切な人がそばにいるから大丈夫だと安心感をもって過ごせるようにかかわります。

引用・参考文献

1) 三重野英子ほか. "身体の加齢変化とアセスメント". 老年看護学. 第9版. 東京, 医学書院, 2018, 94-9.
2) 北川公子. "認知症ケアにおけるコミュニケーション". 認知症の人びとの看護. 第3版. 中島紀惠子監修. 東京, 医歯薬出版, 2017, 123-37.
3) 南敦司. "相手と目線を合わせる". カンフォータブル・ケアで変わる認知症看護. 東京, 精神看護出版, 2018, 40-4.
4) 南敦司. "相手にやさしく触れる". 前掲書4). 45-51.

（熊倉季穂）

第2章 認知症患者さんへの基本的なケア・対応 ②

Q12 過ごしやすい病床環境とは、どのようなもの？

患者 90歳代前半、女性

背景
- 大腿骨頸部骨折にて入院しました。アルツハイマー型認知症はFASTステージ5で、認知症高齢者の日常生活自立度はランクⅢbでした。
- 入院前の生活は夫と娘の3人暮らしでしたが、娘は仕事があるため、日中は夫と2人でした。
- 慣れ親しんだ自宅では排泄も自立しており、トイレに行くとき以外はソファで横になって過ごすことが多くありました。

経過 患者のAさんは入院後、手術前後は過活動型せん妄を発症し、脱衣、おむつ外しがあるため、介護衣を着用し車椅子に安全ベルトを着用して過ごすことが多くありました。そのようななか、Aさんからつじつまの合わない言動が聞かれるようになり、安全ベルトを外すことに必死になる様子がみられるようになりました。
　安全ベルトの装着をやめるなど、環境づくりで工夫することはありますか？

「安全ベルトで患者さんを本当に守れるのか」と考え直す

　患者さんが安全ベルトを一度着用すると、行動の予測がつかない、再転倒の可能性がある場合などでは、なかなか外せないと考えてしまうことがあると思います。しかし、**「安全ベルトの装着が患者さんの安全を本当に守れるのか」という視点から再考してみる**ことが大切です。

　Aさんはリハビリテーションでは廊下を独歩できるまでに回復していましたが、1人で動き出した際には再転倒の恐れがあるとして安全ベルトを着用していました。Aさんがつじつまの合わない言動をし、安全ベルトを外すことに必死になっていたのは、「安全ベルトを装着することが不快であったが、自分の希望を言葉で表現することが難しかったからではないか」と考えてみましょう。

　またAさんは、尿取りパッドをトイレに流して詰まらせてしまったことが

表 環境づくりで考慮すべきアセスメントの視点 （文献1、2より作成）

生活史（ライフヒストリー）と本人の意向	加齢変化
● 環境世界はその人がどのように生きてきたかを反映している。 ● 老年期にある認知症の人にとっては、いつ、どこで、どのように育ち、生活してきたのかなど、環境との関係性のなかで築き上げてきた生活史に環境づくりのヒントがある。 ● どのように暮らしたいのか、今後どのように生きたいのかといった本人の意向が重要となる。 ● たとえ認知症によって十分に意向を語ることが難しくても、生活史をとおしてみえてきた価値観を基盤として「その人にとっての最善の環境」を考える。	● 加齢に伴うさまざまな心身の変化を体験しながら生きている。 ● 加齢に伴い、予備力が低下している。 （例：肺炎や骨折など急性期治療を要する疾患に罹患したときには、身体管理をはじめ、予備力に応じた環境づくりを行う。認知症の進行を早めるリスクがある、せん妄や廃用症候群などを予防する） ● 加齢に伴う視力や聴力の低下、手先の不自由さや移動能力の低下など、日常生活にさまざまな影響を及ぼしている。 ● 高齢者のもっている力に着眼し、プラス面を伸ばすような環境支援を行う。

ありました。その際には尿失禁はなく、尿取りパッド自体が不要ではないかと見直すこともあったそうです。このことを院内で共有したところ、尿取りパッドを使用しないことになり、トイレが詰まる問題も解決したといいます。

入院前の生活状況を知り、病室の環境を自宅に近づける

認知症の患者さんの療養環境を考えるとき、入院前の生活では実際にどのような動きだったのかを知ったうえでかかわることはとても大切です （表）[1、2]。
Ａさんは自宅で排泄以外はソファで横になっていることが多い人でした。そのため、実際に安全ベルトを外して一緒に過ごしてみたところ、椅子に座って居眠りをしていることが多く、トイレは日中2回程度しか行かないことがわかりました。

そこで、病室は個室を利用するようにし、ベッドの片方からはトイレ、もう片方からは床頭台をたどり洗面所に伝い歩きで行けるような配置にしました。すると、自室で椅子やベッドに座って外を眺めたり、横になったりと、自分の好きな時間を過ごすことができるようになったといいます。

治療対象ではなく、「一人の生活者」としてかかわる

　入院生活だけをみているだけでは、認知症の患者さんが入院前にどのような生活機能をもっていたのかはわかりません。医療者と患者さんとの会話はどうしても疾患に関することが多くなり、その人の生活について知る機会は少ないです。医療者は、認知症の患者さんを入院生活のなかで治療を受ける対象としてだけでなく、<u>「一人の生活者」「誰かの大切な家族」としてかかわる</u>ことが大切です。

　患者さんの安全ベルトの装着をやめるなど、それまで行ってきたことをやめて、新たな取り組みを始める際には、1人の力ではなく、周囲の理解を得てチームで取り組む必要があります。そこで事前に、「こうしてみるのはどうだろう」とカンファレンスを活用して周囲のスタッフに少しずつ発信し、「それいいね、やってみよう」という声が出たらすぐに取り組むような流れをつくってみましょう。また、新しい取り組みがうまくいったら「みんなの看護がうまくいっている」という喜びを分かち合うのもよいでしょう。

引用・参考文献

1）北川公子. "コミュニケーションの基本". 認知症の人びとの看護. 第3版. 中島紀惠子監修. 東京, 医歯薬出版, 2017, 123-6.
2）山田律子. "認知症の人の特性を踏まえた環境アセスメントと支援の視点". 前掲書1）. 140-3.
3）山田律子. "認知症の人の特性を踏まえた生活・療養環境づくり". 前掲書1）. 138-52.

（熊倉季穂）

第2章 認知症患者さんへの基本的なケア・対応 ③

Q13 本人の意思を支えるためには、日ごろからどうかかわる？

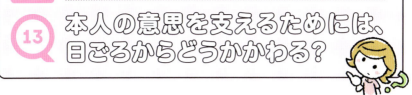

患者 80歳代後半、女性

背景
- 認知症高齢者の日常生活自立度はランクⅡです。
- 数年前に発症した脳梗塞の後遺症で血管性認知症があり、麻痺はありませんが発語がゆっくりで返答に時間がかかります。記憶障害や、遂行機能障害があります。
- 要介護2です。意欲の低下、自発性の低下がみられ、日常生活において声掛けや介助が必要です。
- 独居です。

経過 患者のAさんは、冬期間の独居生活が困難だったためショートステイを利用中、洗濯物を干していたときにバランスを崩し転倒しました。救急搬送され、左大腿骨転子部骨折と診断されたため手術適応となり、入院しました。治療後、退院準備を進めることになりましたが、車椅子には安全に移乗できるものの、歩行の際には歩行器の使用や誰かの見守りが必要であり、独居生活は困難であると考えられました。
　認知症の患者さんの退院先について、どのように本人の意思を支えればよいですか？

発語が少なくても、声掛けから話してくれることがある

　入院生活はベッド上で過ごすことが多く、食事や排泄も時間ごとに声掛けや誘導が必要でした。また、誘導してもすでに失禁していることもあり、ナースコールの使用も促しましたが、自ら押すことはありませんでした（表）[1]。
　しかし、声掛けをすると、入院前の生活について話してくれました。**認知症の患者さんは発語が少ないからといって、何も考えられないわけではありません。**

「認知症だからわからない」と決めず、本人の考えを聞く

　施設のリハビリテーションを見学した際に入所する方向性となり、Aさん

表 住まい環境の特徴がもたらす暮らしの違い（文献1より改変）

	自宅	大型施設（病院を含む）
「空間」の落差	● 空間、台所、リビング、6畳などの間。 ● 他人の視線を気にすることなく過ごせる空間。	● 巨大な空間、廊下に沿って部屋が直線的に並ぶ。 ● 廊下を配膳車が通る音、人の足音、モニター音など。 ● 常に誰かの視線を浴び、1人になれる空間がない。
「時間」の落差	● 一人ひとりの生活リズム（人によってばらばらの1日）。 ● 自分のペースで個々の活動を実施。	● 集団のスケジュールを強いられ、長年の生活習慣や固有の生活リズムを喪失する。 ● 職員のペースで個々の活動が展開される。
「規則」の落差	● 自己判断に基づき生活習慣を継続。	● 所持品や金銭管理法、外出・外泊の届け出など施設における「規則」の遵守が求められる。
「言葉」の落差	● 地域のなかでは長老として、故事・来歴・冠婚葬祭のルールなどを誇りをもって生きてきた人々として敬われるなかでの会話がある。	● 命令形・教育調など管理的で一方的な指示言語が多い、乏しい空間構成と関連した貧弱な会話内容（トイレ、食事、車椅子、点滴、検温など入院生活や治療に関する会話）。
「役割」の喪失（最大の落差）	● 孫が学校へ行くのを見送ったり、食事をつくったり、寝たきりでも枕元で近隣の人たちがお茶を飲み話しかけ、その存在自体が重要な役割をもっているなど、日常が「生きがい」を生んでいる。	● 一方的なケアや治療を受けて、ただ世話されるだけ・与えられるだけで、生きる意欲や意味を実感することが困難になっていく。

の家族が準備を進めていたそうです。施設のケアマネジャー、看護師とオンラインで面談をする日の午前中、現在の自分の身体状況をどのように考えているか、またどのような生活をしたいのかについてAさんと看護師は話したそうです。すると、「私ね、誰かのお世話にならないと1人での生活は難しいと思っているの。今日施設の人に会うの？ 私も施設のほうがよいと思っていたの。入院前にいたところに行けるの？ 家族も来るの？ よかった。今日お願いね」と返答がありました。

　また、息子はAさんと頻繁に会えるわけではなく週1回の面会のみでしたが、息子には「Aさんが施設入所についてどのように考えているか」「施設に入所することで息子である自分に対して何か思っていることはあるのか」な

ど、不安がありました。しかし、息子は施設面談の前に、Aさん本人が自分の口から施設のケアマネジャーと看護師に一人暮らしは難しいと言っていたことを聞き、安堵（あんど）したということです。

　このようなエピソードからわかることは、==認知症だからわからないと決めつけるのではなく、本人がどのように考えているかを聞いてみることが大切だということ==です。認知症の患者さんには何もわからないのではないかと決めつけてしまったら、そこからは何も生まれません。

自己決定の場を活用し、意思を表出する経験を積み重ねる

　私たちは、日々の生活のなかでさまざまな選択をしながら生きています。しかし、入院生活では自己決定の機会が極端に減少します。そのため、認知症の患者さんには使用する歯ブラシの色やコップの色など、自分で決められそうなものは自分で選んでもらうのもよいでしょう。飲みたいのはお茶なのか水なのか、冷たいのか温かいのかなど、==日々の自己決定の場を最大限に活用して、本人が意思を表出するという経験を積み重ねられるようにする==ことが大切です。

　急に出会った人に心のうちを明かすことは、誰にとっても難しいと思います。患者さんだからといって、看護師の聞きたいことに答えてくれるとは限りません。普段からたわいのない日常会話を積み重ね、顔なじみの関係を築いていくことが大切です。患者さんが家族に頻繁に会えず、会えてもゆっくりと話すことができない状況であれば、看護師が本人の悩みや困りごとに耳を傾けましょう。認知症の患者さんが「私のために親身になってくれる人がいる」と感じ、安心して自分の気持ちを話せるようにかかわりましょう。

引用・参考文献

1) 山田律子. "認知症の人の生活環境・療養環境づくり". 認知症の人びとの看護 第4版. 中島紀惠子責任編集. 東京, 医歯薬出版, 2024, 78-80.
2) 日本緩和医療学会. "エンド・オブ・ライフ・ケアにおける倫理的問題：意思決定プロセスにおける看護職の役割". ELNEC-J高齢者カリキュラム2022年度版. (2025年1月閲覧)

（熊倉季穂）

第2章 認知症患者さんへの基本的なケア・対応 ④

Q14 治療をスムーズに受けてもらうには、どうする？

患者 80歳代後半、女性

背景
- アルツハイマー型認知症、認知症高齢者の日常生活自立度はランクⅡです。
- 記憶障害、見当識障害、遂行機能障害があります。
- 慢性心不全の既往があり、利尿薬を服用しています。
- 夫が浴室で倒れてから、自宅での入浴を恐れ、シャワー浴のみです。
- 食事は米を自分で炊き、家族や隣人が差し入れた副食を摂っています。
- 要介護2、訪問リハビリテーションのみ活用しています。
- 独居でしたが、1日1回は他者の訪問があります。

経過 患者のAさんは、自宅で動けなくなっているところを訪問した家族に発見され、救急搬送となり、高度脱水で入院しました。Aさんは短期間で入退院を繰り返しており、入院時には下腿の浮腫が著明で、体重の増加がみられました。また入院中は、点滴チューブの自己抜去も起こりました。
　認知症の患者さんが必要な治療をスムーズに受けられるようにするには、どのような工夫が必要でしょうか？

顔なじみの関係をつくり、患者さんに安心してもらう

　認知症の患者さんが入院したときの体験について、考えてみましょう。認知症の患者さんは、入院した経緯や治療が必要なことを記憶障害により忘れてしまうことがあります。

　入院により知り合いのいない環境へと急に変わることで、認知症の患者さんはどのような体験をしているか想像してみましょう。そのうえで、人間関係も患者さんを取り巻く環境の一部と捉え、安心してもらえるようにかかわります (表)[1, 2]。頻回に顔を合わせ、<u>顔なじみの関係になると、患者さんは安心し、リラックスして治療を受けられる</u>ようになります。

点滴チューブの自己抜去は、工夫を組み合わせて防ぐ

　点滴の自己抜去は、治療を中断させ、点滴の針を刺し直すことで患者さん

表 認知症患者さんの生活と療養環境づくりの実際 （文献1より改変）

見当識への支援	● 記憶障害への支援。 ● 時・場所・人の見当識への支援。
機能的な能力への支援	● 入院前の機能的な能力の維持。 ● 退院後も実施可能な環境づくり。
視聴覚的な刺激の調整	● 集中できる環境づくり、視聴覚的な刺激の調整。
安全と安心への支援	● 認知症の人の起き上がりなどの背景に、不安や尿意、認知症の人なりの理由があることも多い。
生活の継続性への支援	● 生活の継続性の一部を支援し、暮らしに安堵をもたらす。
自己選択への支援	● 選択の機会は少ないが身の回りの品を選択してもらう。 例：コップ、歯ブラシ。
プライバシーの保護	● 医療関係者の頻繁な訪室、同室者による干渉、普段とは違う社会的環境のもと、常に誰かに監視されていると感じ、落ち着かなくなる人もいる。
ふれあいの促進	● 治療環境にとらわれず人々の生活の営みを支援する本来の看護に立ち返り、生活・療養環境を整えていくことが大切。

の苦痛を増やしてしまうため悩ましい問題です。まずは、==点滴が患者さんの体動の妨げにならないようにします==。寝ているときに身体に引っかかるものがあると違和感を覚え無意識に引っ張ってしまうことは、一般的によくあることです。患者さんの気にならないように、==点滴チューブは首元から出し、視界に入らないようにする==などの工夫が必要です

　また、車椅子に移乗してもらって背後に点滴スタンドを設置したり、日中の時間で滴下が終了できるよう医師に流量の調整を相談したりするなど、==さまざまな工夫を組み合わせて自己抜去を防ぎます==。刺入部を包帯などで保護し、気にならないようにするのもよいでしょう。患者さんが目で見て理解できるように、「大切」とテープに書いて点滴の刺入部に貼り付け、訪室した際に一緒に確認することも有効です。

意識レベルが改善したら、経口的な食事や飲水を検討する

　点滴チューブの自己抜去を防ぐのが難しいようであれば、==経口的な食事摂取や飲水が可能かどうかについても検討します==。入院したばかりのときには脱水でぐったりしていた患者さんも、持続点滴を行い、意識レベルが改善してくると活気が出てきます。そのようになると、長時間の点滴治療が苦痛に感じられるため、自己抜去などの行動につながることもあります。

　食事摂取や飲水ができるようになったら、==点滴チューブの自己抜去を防ご==

うと手の動きを抑制するミトン型手袋の着用を検討するよりも前に、医師に状況を報告し、1日に行う補液量の見直しを相談することも必要です。また、ルート確保のために行う末梢静脈留置針の留置も患者さんの苦痛になることがあるため、その日の補液が終了したら抜針するなど工夫します。

栄養・水分・食事の摂取量や服用薬を確認し、脱水を防ぐ

　入院前、脱水を引き起こした原因は何でしょうか。成人で体重の60％を占める体液量は、高齢者では筋肉量の減少などにより50％程度に低下します。そのため、日常生活で食事や水分の摂取量が減少すると脱水傾向になります。

　Aさんは利尿薬を服用していたことから、数日で重度の脱水状態になったことがわかります。入院後もAさんは食事を全量摂取したと申告していましたが、実際の食事量は半分以下のこともあったようです。このようなことがあると、下膳時には食事摂取量を観察し、実際の摂取量を把握する必要があります。このように、脱水を防ぐためには、栄養・水分・食事の摂取量や服用薬を確認したうえで対応することが大切です。

　Aさんには「独居の生活に戻りたい」という目標があったことから、退院後の体調を管理するために、訪問看護やデイサービスを利用し、配食サービスも取り入れて、しっかりと栄養や水分の摂取量を確認できるようにしました。まず、ケアマネジャーと調整し、入浴はデイサービスを利用し、訪問リハビリテーションは継続としました。食事では、米を炊けるということから、副食のみデイサービスに行く日に配食サービスを活用することとしました。そのうえで、体調管理のために訪問看護を導入しました。

患者さんには、入院時から退院後の生活を見据えて介入することが大切です。急性期治療が確実に行われ、入院の契機になった疾患を退院後にどのように管理していけばよいのか検討しましょう。

引用・参考文献

1) 山田律子. "認知症の人の特性を踏まえた生活・療養環境づくり". 認知症の人びとの看護. 第3版. 中島紀恵子監修. 東京, 医歯薬出版, 2017, 138-52.
2) 下垣光ほか. "環境支援指針の作成と活用上の課題". 認知症高齢者が安心できるケア環境づくり：実践に役立つ環境評価と整備手法. 児玉桂子ほか編. 東京, 彰国社, 2009, 66-78.
3) 川嶋みどり. "人間らしく生きていくことを援助する概念". 生活行動援助の技術. 改訂第3版. 東京, 看護の科学新社, 2022, 18.
4) 川島みどり. "看護の技術". 新訂 キラリ看護. 東京, 医学書院, 2008, 63-95.

（熊倉季穂）

第2章 認知症患者さんへの基本的なケア・対応 ⑤

Q15 抗認知症薬について、本人・家族にはどう伝える?

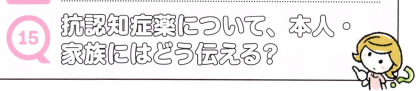

患者 80歳代前半、女性

背景
- 既往歴に高血圧、糖尿病があり、毎朝、降圧薬と血糖降下薬を服用しています。
- 娘夫婦と同居し、毎週2回利用しているデイケアを楽しみにしているようです。
- ここ数年で、デイケアに行く日を間違えたり、薬を飲んだかどうかが不確かになったりしたため、ご本人が不安を覚えたそうです。そこで、かかりつけ医に相談をしたところ、「もの忘れ外来でみてもらってはどうか」と受診を勧められました。

経過 患者のAさんは娘と一緒に精神科のもの忘れ外来を受診し、問診、血液検査、簡易認知機能検査、画像検査を受けました。後日、娘と結果を聞きに行くと、アルツハイマー型認知症の初期であると告げられました。ショックが大きかったそうですが、抗認知症薬で進行を緩やかにできる可能性があるといわれ、娘とともに喜んだそうです。
抗認知症薬による治療が開始され、不安と期待を抱いているご本人・家族に対し、これから看護師としてどうかかわればよいでしょうか?

抗認知症薬の効果と副作用について説明し、理解を得る

抗認知症薬にはいくつかの種類があり**(表)**[1]、Aさんにはドネペジル塩酸塩(以下、アリセプト®)が処方されました。アリセプト®は一般的によく使用される内服薬ですが、服用開始時には悪心や食欲低下などの消化器症状を招くことがあります。そのため通常は、その発現を抑制する目的で、3mg/日から開始します。加えて、たとえ消化器症状がみられても、身体が慣れるまでの反応であり、数日から数週間で症状が軽快することもよくあります。

Aさんと娘さんにもその旨を伝え、食事摂取量の低下がないかどうかを観察するとともに、==服用し続けられる程度の消化器症状であれば服用してもらうよう説明し、理解を得ます==。

表 主な認知症の治療薬 （文献1より転載）

一般名	ドネペジル塩酸塩	ガランタミン臭化水素	リバスチグミン	メマンチン塩酸塩
作用機序	アセチルコリンエステラーゼ阻害	アセチルコリンエステラーゼ阻害ブチリルコリンエステラーゼ阻害	アセチルコリンエステラーゼ阻害ニコチン受容体増強	NMDA受容体アンタゴニスト
適応	軽度～重度	軽度～中等度	軽度～中等度	中等度～重度
剤形	錠・口腔内崩壊錠細粒、ゼリー、パッチ	錠・口腔内崩壊錠内服液	パッチ	錠・口腔内削壊錠
用量	3mgから開始5mg・10mgに増量	1日8mgから開始1日24mgまで増量	4.5mgから開始18mgまで増量	5mgから開始20mgまで増量
投与回数	1回／日	2回／日	1回／日	1回／日
他剤との併用	メマンチン塩酸塩との併用可	メマンチン塩酸塩との併用可	メマンチン塩酸塩との併用可	他剤との併用可
副作用	悪心、興奮	悪心、嘔吐	かぶれ、かゆみ、嘔吐	めまい、便秘
備考	記憶にかかわる神経伝達物質アセチルコリンを分解する酵素の働きを抑えて、症状の進行を遅らせる	ドネペジル塩酸塩との併用は不可	ドネペジル塩酸塩との併用は不可。悪心などは軽減	もともとめまいがある人は処方に注意が必要

確実に服用できる方法を一緒に考え、意識してもらう

　消化器症状などがなく継続して服用できそうであれば、開始から1～2週間後にアリセプト®を5mg/日に増量していきます。服用方法は1日1回であり、半減期が長い（血中濃度が維持される）ことから、基本的には1日のうちでいつ服用しても構いません。ただ服用を忘れないよう、Aさんの場合であれば、降圧薬や血糖降下薬と合わせて朝に服用してもらうのがよいでしょう。

　服用している内服薬についてAさんに尋ねたところ、「名前はわからないけど、血圧と糖尿病の薬で朝は3つある」と答えたそうです。認知症の患者さんにとって薬の名前は覚えにくく、「そもそも自分が何を服用しているのかわからない」という人は多いです。しかし、その一方で、「朝にいくつ薬を服用しているか」について数で覚えている人も多くみられます。そのため、例えば「朝に服用する内服薬が4錠になります」と伝えたうえで紙に書いて意識してもらうなど、確実に服用できる方法を一緒に考えるのもよいでしょう。

本人には前向きな生活を勧め、家族には見守るよう伝える

認知症の診断を受けたからといって、「明日からもう何もできなくなる」ということではありません。Aさんには、悲観的にならず、これまでどおりデイケアに行くことや、興味・関心がもてることは続けていくなど、前向きに生活することを勧めます。加えて家族にも、Aさんができることを取り上げてしまわないようにし、時には少し見守りながらかかわるように伝えます。

「進行を緩やかにする」効果を誤解がないように伝える

認知症の診断後、処方される内服薬に過度の期待をもつ患者さんや家族がおられますが、抗認知症薬は認知症を治す薬ではありません。抗認知症薬は進行を止めるのではなく、進行を緩やかにする効果が期待されています（表）[1]。

服用して1年ほど経った患者さんから、「あの薬を飲んでも何も変わらない」という声を聞いたことがあります。ただ、「変わらない」と感じられることは「進行していない」と感じられるということでもあるため、それこそ「薬効」といえるのではないでしょうか。

言うまでもなく、期待や希望をもつことは認知機能の賦活化につながり、悪いことではありません。しかしながら、「抗認知症薬を飲めば治る」というような誤解が起こらないように、認知症の患者さんと家族には正しく理解してもらえるようかかわることが重要です。

現在、わが国ではいくつかの抗認知症薬が使用できますが、いずれも完治を目指すものではありません。それだけに、いくら正しく内服薬を用いたとしても、薬物療法だけでは生活は豊かにならないと考えられます。そのため、非薬物療法も必ず取り入れ、認知症の患者さんにとって「毎日の生活のなかで楽しいと思える時間があるかどうか」を把握しながらかかわることが重要です。

引用・参考文献

1）鶴屋邦江. "認知症". 改訂2版 高齢者看護すぐに実践トータルナビ. 岡本充子ほか編. 大阪, メディカ出版, 2025, 188-201.

（西山みどり）

第2章 認知症患者さんへの基本的なケア・対応 ⑥

Q16 入院時の「帰りたい」という思いに、どう対応する？

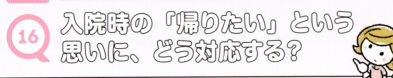

患者 80歳代後半、女性

背景
- アルツハイマー型認知症、ミニメンタルステート検査（MMSE）18点です。
- 既往歴に、糖尿病、両眼白内障があります。
- 要介護1（デイサービスを週1回利用）です。
- 家族背景として、夫が2年前に他界した後、一人暮らしとなり、近隣在住の息子が生活を支援していました。夫が他界したことを忘れ、探し回る、警察へ電話をするなどを繰り返していました。

経過
　患者のAさんは、70歳代で糖尿病と診断され、近隣のクリニックで内服薬治療を受けていました。しかし、認知機能障害の進行に伴い通院できなくなり、内服薬の飲み忘れもありました。数ヵ月ぶりに息子が付き添って受診すると、高血糖の状態（Hba1c 14.1%、血糖値 612mg/dL）であり、一般病院の内科病棟へ入院となりました。
　Aさんは医師からの入院の説明に対し、「わかりました。お世話になります」と返答しました。しかし、入院後は「家に帰ります」「夫が自宅で待っているんです」と繰り返し話し、帰宅できない状況に混乱していました。
　入院直後から「帰りたい」と、帰宅欲求の訴えを繰り返し、落ち着かない患者さんには、どのようにかかわればよいでしょうか？

「帰りたい」という感情を当然のものと捉え、共感する

　私たちは誰もが、自分にとって安心できる快適な場所で過ごしたいと望んでいます。また、新たな環境で過ごさなければならないとき、緊張したり、落ち着きがなくなったりします。そう考えると、認知症の患者さんが病院というなじみのない環境で過ごさなければならないとき、「帰りたい」という思いになるのは当然のことではないでしょうか。

　認知症の患者さんが「帰りたい」と言ったとき、**「帰宅欲求」「帰宅願望」**などのラベルを貼るのではなく、環境の変化による当然の感情と考え、まずは共感することからはじめます[1]。

表 認知機能障害の影響による「帰りたい」という思いの背景

認知機能障害	帰りたいという思いになる背景
記憶障害	なぜここにいるのかわからない、思い出せない。
時間の見当識障害	時間はわからないが、どこかで誰かを待たせているかもしれない。
場所の見当識障害	どこにいるのかわからない。知らない場所ではなく、知っている場所に行きたい。
人物の見当識障害	知らない人ばかりの場所ではなく、知っている人がいる場所に行きたい。
失語	周りの人が話していることを理解できない、自分の気持ちを言葉で表現できない。
失行	やることなすことうまくいかない。
失認	知らないもの、わからないものばかりある。
実行機能障害	この次に何をしたらよいのかわからないので、迷惑をかけてしまうかもしれない。

不安の原因となっている認知機能障害をアセスメントする

　「帰りたい」という思いの背景には、認知機能障害が影響しています[2]。記憶障害のため「なぜここにいるのかわからない」、見当識障害のため「どこにいるのかわからない」、失行のため「やることなすことうまくいかない」などが影響し、不安になっています。そのため、**どのような種類の認知機能障害から不安になっているのかアセスメントします**（表）。また、Aさんのように高血糖など、身体的な不調があると、それをうまく表現できずに「帰りたい」という表現になっているのではないかと考えてかかわることも大切です。

説明や説得ではなく、安心感をもてるよう理解・共感する

　認知症の患者さんが「帰りたい」と言ったとき、看護師は「落ち着いてほしい」と言って必死に説明・説得することもあるのではないでしょうか。Aさんのような場合、「ここには夫がいない」「夫が自宅で待っている」という不安や焦りから帰りたいという思いになっているので、説明・説得は逆効果かもしれません。まずは「ご主人のことが心配なのですね。お話を聞かせてもらえますか」と言って声掛けをしてみると、「話を聞いてくれる人がいる」

と認識でき、安心感につながるのではないでしょうか。**看護師が共感し理解してくれるという安心感があれば、Aさんにとって「ここにいたい」と思える環境になる**と考えます。

安心できる快適な環境づくりを意識して、かかわる

　認知症の患者さんが入院したとき、**その人にとって安心できる快適な環境づくりを意識してかかわる**ことも大切です。例えば、Aさんに会ったときにこれまでの仕事の経験や趣味について尋ねると、昔は茶道教室の先生で、和服を着ること、お茶の時間を大切にしていたことを教えてくれることもあると思います。そこで、自宅からAさんが和服を着用している写真やなじみの湯飲み茶わんを持参してもらい、検温のときには茶道教室の思い出を聞くことで、落ち着いて過ごせる時間が増えるかもしれません。認知症の患者さん本人への関心をもち、共感し、理解を示すことが、患者さんにとっては安心できる快適な環境へとつながることもあります。

　病院に入院したとき、「帰りたい」という思いになるのは当然の感情です。認知機能障害の影響で不安になっていることが考えられます。説明・説得は逆効果です。どのような不安があるのか、患者さんに聞いてみましょう。

引用・参考文献

1）精神症状・行動異常（BPSD）を示す認知症患者の初期対応の指針作成研究班著. "帰宅願望・帰宅欲求". 介護施設, BPSD初期対応ガイドライン改訂版. 服部英幸編. 東京都, ライフサイエンス, 2018, 68-70.
2）日本老年精神医学会. "モジュール2 臨床的な問題". 国際老年精神医学会 BPSD：痴呆の行動と心理症状. 東京, アルタ出版, 2005, 27-49.

（山下いずみ）

第2章 認知症患者さんへの基本的なケア・対応 ⑦

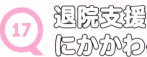
退院支援時には、どのようにかかわるのがよい？

> **患者** 80歳代、男性
>
> **背景**
> - アルツハイマー型認知症で、診断から4年が経過しました。
> - 改訂長谷川式簡易知能評価（HDS-R）8点、FASTステージ5で、やや重度の認知機能低下がみられます。
> - 上顎右側の歯肉がんの診断を受けましたが、手術が困難であり保存療法となっています。
> - 要介護4です。
> - 妻と2人暮らし、長男と長女は近隣に居住しています。
>
> **経過**　上顎右側の歯肉がんに対して、家族は抗がん薬治療ではなく、出血予防と経口摂取の継続を目的とした放射線治療を希望しました。長男と長女は、患者のAさんの認知症が進行しているため、高齢の母が介護するのは困難であると判断し、Aさんの次の生活場所として特別養護老人ホームを検討していました。
> 　Aさんの妻は、放射線治療の結果、食事を摂取でき身体的状態が安定したAさんの姿を見て在宅退院を希望しました。妻、長男、長女との面会の際に、Aさんの体調が安定していることを確認してAさんにも自宅に帰りたいかどうか意思を確認しました。すると、妻のほうを見てうなずくAさんの姿がありました。
> 　認知症の患者さんと妻の高齢者2人世帯の場合、自宅退院は困難でしょうか？

表情などから本人の意思を確認し、家族とともに考える

　やや重度の認知機能低下がある認知症の患者さんであっても、**まずはどこで暮らしたいのかについて本人に確認します**。Aさんにも長い人生の歴史があり、どこで誰と暮らしていきたいのかについての意思はあります。

　認知症の患者さんは、言語による意思表示がうまくできないことが想定されます。そのため、**表情の変化や身振り・手振りも意思表示として捉え、読み取ることに最大限の努力を払います**。そのようにしても意思を読み取るのが難しい場合は、妻や長男、長女にAさんがどのような価値観をもち、何を

大切にして人生を歩んできた人であるのかを聞き、Ａさんなら**どのような意思をもっているかについて一緒に推察します**。

多職種カンファレンスを開催し、在宅での生活につなげる

　自宅退院では身体管理が必要になるため、**地域の在宅医と訪問看護を調整します**。また、**サービスを計画するケアマネジャーを選定します**。妻の介護負担を軽減し、Ａさんの社会交流を図るために、**デイサービスの利用なども提案します**。社会交流は、Ａさんの認知機能の維持、低下予防につながります。

　その後、本人、妻、長男、長女、ケアマネジャー、地域の在宅医、訪問看護、デイサービススタッフが**多職種カンファレンスを開催し、医療・介護を整え在宅生活につなげます**。

「介護者も看護する」という視点から見通しを伝える

　家族は、認知症の患者さんが身体的疾患を抱えながら自宅で暮らすことに不安があります。実際、Ａさんの妻も身体的状態が悪くなった場合にどのようにすればよいか不安を抱えていたといいます。

　そのような場合、**在宅医と医療機関の連携のもと、訪問看護師が日ごろから体調管理をすることを患者・家族に伝えます**。Ａさんを介護する妻も看護の対象として考えてみましょう。**「介護者も看護する」という視点から、想定される事柄についてどのように対応していくのかを明確に伝えます**。

患者・家族の退院後の希望・意向をできる限り尊重する

　認知症の患者さんの退院調整でもっとも大切にしたいことは、「どのような生活を送りたいのか」「どう生きたいのか」「どう最期を迎えたいのか」など**患者・家族にとっての退院後の希望・意向をできる限り尊重する**ことです。認知症の患者さんと家族の希望する暮らしを実現するために、地域の医療と介護を知り活用することが大切です **(表)** [1, 2]。

表 退院支援にかかわる多職種（文献1、2より作成）

医療機関	地域
● 主治医 ● 退院調整看護師 ● メディカルソーシャルワーカー ● 病棟看護師 ● リハビリテーション部門 ● 薬剤師 ● 管理栄養士　など	● 在宅医・かかりつけ医 ● ケアマネジャー ● 訪問看護師 ● 訪問介護 ● 訪問リハビリテーション ● 通所介護（デイサービス） ● 通所リハビリテーション（デイケア） ● 福祉用具専門相談員　など

「認知症があるから施設入所」ではなく、本人・家族と一緒に考えることで、認知症があっても住み慣れた地域、自宅で暮らしていくことはできます。地域には充実した医療、介護サービスの資源がたくさんあります。これらを看護師が知り、うまく活用することで認知症の患者さんがその人らしく地域で暮らすことにつながります（表）[1、2]。

引用・参考文献

1) 藤原麻由礼ほか. 認知症ケアガイドブック. 日本看護協会編. 東京, 照林社, 2016, 226-31.
2) 鈴木みずえ. "急性期病院における認知症看護実践能力習熟段階に沿った認知症看護の実践：中級・上級". 看護実践能力習熟段階に沿った 急性期病院でのステップアップ認知症看護. 東京, 日本看護協会出版会, 2016, 49-70.
3) 名古屋恵美子ほか. 認知症トータルケア. 日本医師会編. 粟田主一ほか監修. 東京, メジカルビュー社, 2018, 296-376.
4) 宇都宮宏子ほか. 看護がつながる在宅療養移行支援：病院・在宅の患者像別看護ケアのマネジメント. 東京, 日本看護協会出版会, 2014.

（西田珠貴）

第2章 認知症の患者さんへの基本的なケア・対応 ⑧

Q18 介護にあたっている家族をどのように支える？

患者 80歳代、男性

背景
- アルツハイマー型認知症と診断されて、3年が経過しました。
- 改訂長谷川式簡易知能評価（HDS-R）8点、FASTステージ5、やや重度の認知機能の低下がみられます。
- 70歳代の妻と2人暮らし、長男と長女は他府県に居住しています。
- 要介護認定は受けていません。

経過 患者のAさんは妻に付き添われて、一般急性期病院の精神科に通院しています。ここ数年で認知機能は低下していますが、歩行できる運動能力はあります。Aさんは温厚な性格で妻を困らせるような行動はありません。妻は、「2人での生活を継続したいが自分も歳をとり、いつまで介護が続くのか考えると眠れないこともある」と言います。
　看護師として、先の見えない介護を続ける家族をどのように支えればよいのでしょうか？

介護者を「看護」の対象として考え、アセスメントする

　まず、家族も「看護」の対象として考え、妻が介護をどのように捉えているのかを傾聴します。Aさんの妻は、Aさんに認知機能の低下がありながらもAさんが歩けている期間は住み慣れた自宅で2人での暮らしを続けたいということでした。
　次に、Aさんと毎日どのように過ごしているのかなど生活の状況についても聞きます。そして、困りごとは何かを聞いていきます。妻は「眠れないこともある」と言われているので、==介護による抑うつ状態になっていないかなど、妻の健康についてもアセスメント==します。

介護者以外の家族もアセスメントし、介入方法を考える

　認知症の患者さんとその家族は長い時間を経て現在に至っており、その時

間の流れのなかで家族内のつながりを築いています。「家族内で認知症の患者さんがどのような役割を担って存在しているのか」「主な介護者以外の家族との関係や接触の頻度・時間はどうなのか」「患者・家族の交流を通して、ほかの家族には介護を一緒に担ってもらえるのか」などについてもアセスメントし、対応を検討します。

認知症の患者さんと家族それぞれの価値観などを踏まえて、<mark>家族全体をアセスメントし、介入方法を検討する</mark>必要があります。

BPSDにならないよう、家族と自宅で暮らすようにする

認知症の患者さんは、周囲の人や場所などの環境要因に影響を受けやすくなっています。患者さんにとって住み慣れた自宅を離れて病院へ入院したり、施設に入所したりすることは重大な転機であり、認知症の行動・心理症状（behavioral and psychological symptoms of dementia；BPSD）を生じやすくなります。そのため、<mark>できるだけ長い期間を家族と一緒に自宅で暮らすことは、認知症の患者さんがその人らしく穏やかに生活していくことにつながります</mark>。

認知症カフェなどを活用して、孤立しないようにする

認知症の患者さんと暮らす世帯が地域で孤立しないように、地域にある社会資源を活用しましょう。Ａさんは介護保険の申請をしていなかったため、地域包括支援センターに連絡して、介護保険の申請と今後の介護保険サービスの調整をお願いしました。

地域で開催している認知症カフェや介護教室は、認知症の患者さんだけでなく、介護している家族どうしが悩みを共有したり、介護で工夫していることなどを情報交換したりする交流の場としても活用できます。また、全国には「公益社団法人認知症の人と家族の会」の支部があり、認知症の患者さん、家族、介護者のためのセルフヘルプグループのネットワークをつくっています。このような社会資源の活用も介護家族には必要であることも理解しておきましょう **(表)**[1、2]。

表 認知症の患者さんと家族が利用できるサービス（文献1、2より作成）

自宅に訪問するサービス	自宅から施設に通うサービス	短期間の宿泊
● 訪問介護 ● 訪問リハビリテーション ● 訪問入浴 ● 定期巡回・随時対応型訪問介護看護（夜間対応など） ● 定期巡回・随時対応型訪問介護看護	● 通所介護（デイサービス） ● 通所リハビリテーション（デイケア） ● 療養通所介護 ● 認知症対応型通所介護	● 短期入所生活介護 ● 短期入所療養介護（ショートステイ）
多機能施設	地域密着型サービス	社会資源
● 看護小規模多機能型居宅介護	● 認知症対応型共同生活介護（グループホーム）	● 認知症カフェ ● 介護教室 ● 家族会　など

　認知症が正しく理解されるようになり、質の高い看護、サービスが拡充してきています。しかし、「認知症は恥ずかしい」「周囲に知られたくない」という家族も依然として存在します。介護する家族にも自分自身の人生があります。認知症の患者さんを介護する家族が、がんばりすぎて抱え込んでいないかなどを念頭に声を掛けることもしてみましょう。

引用・参考文献

1) 水野敏子ほか．"認知症高齢者の看護"．最新老年看護学2021年版．第3版．水谷信子監修．東京，日本看護協会出版会，2021，314-20．
2) 鈴木みずえ．"急性期病院における認知症看護実践能力習熟段階に沿った認知症看護の実践：中級・上級"．看護実践能力習熟段階に沿った　急性期病院でのステップアップ認知症看護．東京，日本看護協会出版会，2016，59-70．
3) 名古屋恵美子ほか．認知症トータルケア．日本医師会編．粟田主一ほか監修．東京，メジカルビュー社，2018，270-7．

（西田珠貴）

第3章

認知症患者さんへの排泄ケア

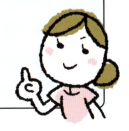

第3章 認知症患者さんへの排泄ケア ①

Q19 イライラの原因は便秘？

患者 70歳代後半、男性

背景
- アルツハイマー型認知症（ミニメンタルステート検査〔MMSE〕16点）です。
- 週2回のデイケアを利用しながら、自宅で妻と2人暮らしをしています。

経過　患者のAさんは、インフルエンザに伴い発熱と脱水がみられ、その点滴と抗ウイルス薬投与のため入院となりました。持参薬に緩下薬があり、便秘かどうか妻に聞きましたが、トイレには自分で行っているため、よくわからないという返事でした。入院後数日はぐったりとした様子で、食事介助をしても「いらない」と言って食事が進まず、排泄もベッド上でしていました。しかし、3日ほどで解熱し、徐々に起き上がることができるようになり、自ら食事をする様子もみられました。
　排泄は自宅でも間に合わないことがあったため、リハビリパンツを使用していました。持参した緩下薬の服用は継続しており、Aさんに排泄の状況を尋ねると「便は毎日出てる」と言い、実際にパンツに便が付着していることも多くありました。また、ここ最近、検温やリハビリを嫌がり、時には「もういい」と声を荒げることもありました。イライラの続くAさんに、これから看護師としてどうかかわればよいでしょうか？

まずはイライラの原因が体調不良ではないかと考える

　アルツハイマー型認知症の症状を考えるとき、中核症状とそれに伴う認知症の行動・心理症状（behavioral and psychological symptoms of dementia；BPSD）の両方を考える必要があります。そしてBPSDはアルツハイマー型認知症をもつ患者さんすべてにみられるものではありません。中核症状により生活のしづらさや不自由があるなか、体調不良や環境要因（入院などの物理的な環境変化のみならず、人から受ける不適切なケアを含む）、薬剤の影響などが誘因となりBPSDが引き起こされます。Aさんの場合も、まずは「イライラの原因が体調不良にあるのではいか」ということを念頭に置きながら、身体面の観察、アセスメントから始めましょう。

観察、アセスメントをするうえでもっとも大切なのは「感染症が軽快しているか」という視点です。採血データはもちろんのこと、インフルエンザの諸症状や脱水が改善されているのか、そして生きるために重要な活動と休息、栄養、排泄に問題がないかを考えます。

視診・聴診・触診・打診により、便秘をアセスメントする

Aさんは、入院後、数日は経口摂取が進んでいませんでしたが、脱水の改善とともに食事を摂れるようになっています。「食べたものが便になる」と考えたとき、まずはAさんの食事摂取量から適量の排便があるのか、便秘を起こしていないのか考えなければなりません。腹部の視診（腹部の張り）、聴診（腸蠕動が聞こえるのか）、触診（便塊が触れるのか）、打診（ガス貯留は鼓音、便塊は濁音）を実施し、判断します。

このとき、いきなりAさんの診察をするのではなく、「お通じがたまっていないか、みせてください」と、Aさんが理解できるように声掛けをし、同意を得ます。またAさんがトイレから出てきた後すぐにトイレに入り、便器内に便塊がないか、トイレ内に便臭がしないかなどからも排便の有無を確認します。

BPSDの誘因となる嵌入便を疑い、ケアを提供する

ここで注目すべきは、「リハビリパンツに便が付着していることが多い」という現状です。これは嵌入便を疑うサインです。嵌入便とは、自力排泄できないほど、直腸内に硬い便がたまった状態で、直腸性便秘の一つとされます。この状態で緩下薬を使用すると、大腸上部（便塊より上）の下痢便だけが漏れ出て、便失禁が続きます（図）[1]。この状態はつねに硬い便塊が直腸を刺激しているため、非常に不快であり、BPSDの誘因となります。

多くの場合、嵌入便はまず浣腸や摘便でそれを出しきることが鍵となります。しかし、これらは肛門部や腹部の痛みに加え、羞恥心を伴う処置であるため、行うにあたっては丁寧な説明と配慮が求められます。摘便は指で便を体外に出すというより、「直腸壁から便塊を剥がし、便塊の向きを変えて努責をかけやすくする処置」という認識をもちます。

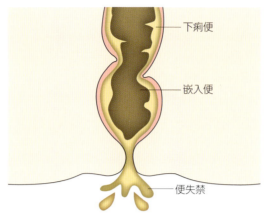

図 嵌入便（文献1より作成）
直腸に便が停滞し、直腸が過伸展している。この状態に緩下薬を投与することで、便塊周囲だけが溶け、便が絶えず漏れる。

介護者の協力を得ながら便秘予防に努める

　退院後のAさんの生活を見据え、便秘がBPSDの誘因となることを介護者である妻にも伝えることが大切です。ただ単に下剤の服薬確認をするのではなく、食事と水分の摂取を促し、下着の便汚染がないかなどにも気配りをしてもらいます。また、デイケア利用時は看護師とつながる機会であるため、腹部の観察を依頼するよう伝えます。

　自分でトイレに行く認知症の患者さんの排泄物を確認することは難しいかもしれません。しかし、便秘はBPSDの誘因になるという認識をもち、食事摂取量はもちろんのこと、腹部の観察も丁寧に行いましょう。また漫然と下剤を服用してもらうことで苦痛を与えてしまわないように、薬効や効果を考え適切に使用することが重要です。

引用・参考文献
1）内部孝子．"排便障害（便秘・下痢）"．改訂2版 高齢者看護すぐに実践トータルナビ．岡本充子ほか編．大阪，メディカ出版，2025．63-78．

（西山みどり）

第3章 認知症患者さんへの排泄ケア ②

Q20 尿失禁が続くとき、どうかかわればよい？

患者	70歳代後半、男性
背景	● 約3年前に、大きな寝言を言う、日中に窓から猫が入ってきたと訴える、1人になることに不安を訴えるといった様子がみられました。 ● 専門医を受診したところ、レビー小体型認知症の診断がつきました。
経過	患者のAさんは、週3回のデイケアを利用し、在宅で生活をしてきましたが、ここ数ヵ月前より尿失禁がみられるようになりました。下着が濡れていても訴えなかったり、更衣を嫌がったりするため、主な介護者である妻からは「もうあんまり水分を摂らないでほしい」「おむつをさせるほうがよいですよね」という言葉を聞いています。 　尿失禁が続くAさんに、これから看護師としてどうかかわればよいでしょうか？

レビー小体型認知症でよくみられる排尿障害

　一言に尿失禁といっても、原因はさまざまです（表）[1]。まず年齢的には前立腺肥大を考え、恥骨上部に膨満がないか、溢流性尿失禁ではないかを確認します。またAさんが罹患しているレビー小体型認知症では、レビー小体（特殊なたんぱく質）が脳神経のみならず、全身の自律神経にたまることで、自律神経のバランスを崩してしまいます。そのため比較的、早い時期から起立性低血圧や動悸、睡眠障害や排尿障害などがみられます。これはアルツハイマー型認知症と異なる特徴です。

　Aさんの場合、膀胱自律神経障害から過活動膀胱になり、主として切迫性尿失禁を生じている可能性が考えられます。加えて認知機能障害が進行したことにより、トイレの場所がわからない、排泄行動がうまくとれないといった機能性尿失禁も考えられます。

表 尿失禁のタイプ（文献1より作成）

切迫性尿失禁	蓄尿時に強い尿意を感じ、我慢することができず漏らしてしまう。
腹圧性尿失禁	重い物を持ち上げる、咳やくしゃみなどで下腹部に力が入ったことで、尿意がなくても漏れてしまう。
溢流性尿失禁	膀胱内に尿が充満しても尿意を感じず、膀胱が収縮しないため漏れてしまう。
機能性尿失禁	膀胱や尿道の機能に関係なく、認知機能の低下により、トイレの場所がわからない、人に尋ねることもできないといったことが原因で、漏らしてしまう。

安易なおむつの着用やポータブルトイレの設置をしない

　私たちは、おむつの使用に抵抗がないかもしれません。またＡさんの妻の状況から、おむつの使用を提案するかもしれません。もちろん加齢や認知症の進行に伴い、いずれはおむつの使用は免れないでしょう。しかし、排泄の自立を脅かすことは尊厳にかかわる大きな問題であり、自尊感情や自己肯定感の低下、ひいてはスピリチュアルペイン（スピリチュアルな苦痛）にもつながります。「認知症があるから」「家族が大変だから」と安易に排泄動作を奪わず、せめて身体が動く間はトイレへ行ってもらうよう努めましょう。

　またポータブルトイレや尿器を設置することも、ケアの一つとして考え得るでしょう。しかし、認知機能低下がある患者さんにとって、初めて見るものが排泄のための道具だと認識できずうまく使用できないことも少なくないということを念頭に置いておきましょう。

時間ごとに排尿誘導を試み、尿意のサインを見逃さない

　前立腺肥大による溢流性尿失禁が除外されたら、まずはケアで尿失禁を減らすよう努めます。切迫性尿失禁に関しては、尿意を感じると我慢できない状態であるため、まずはＡさんに時間ごとの排尿誘導を試みます。おおむねでよいので、例えば食事や間食、水分摂取、入浴などのタイミングに合わせ、「トイレに行ってみましょうか」と声を掛け、トイレへ移動するよう促します。また、立ち上がろうとする、キョロキョロと周囲を見渡すといったサインはトイレのタイミングであることが多いため、尿意のサインを見逃さず、トイレへと誘導するのもよいでしょう。

機能性尿失禁に関しては、尿意があっても人に言えない、排尿動作がうまくとれない、トイレの場所が認識できないなどの状況があります。時間ごとの排尿誘導に加え、簡単にチャックを下げ、ズボンを下ろせるような着脱しやすい服を選ぶ、トイレやトイレまでの道中に目印をつけ場所をわかりやすくする、トイレ内を温かく明るい空間にして居心地をよくするといった工夫ができます。

　いずれの場合も、**対応時は穏やかな口調で、ゆとりをもってかかわる**ことが鍵となります。そして前述のケアをしても、下着やズボンに明らかな汚れが見られるようであれば、まずは軽い尿漏れ用のパッドを使用することから始めます。

叱らずにかかわることで尊厳を守れることを伝える

　妻には、Aさん自身も漏らしたくて漏らしているわけではないこと、言葉には出さなくても失禁して恥ずかしい思いや情けない思いをしているかもしれないことに配慮するよう伝えます。そのうえで、排泄介助は近くにいる家族にとって根気のいるものであり、連日、その対応をしている妻の労をねぎらいます。Aさんは病態から尿失禁を起こしやすいことも伝え、排泄ケアに関してできる工夫を誠実に説明しましょう。

　尿失禁が多いからといって、水分摂取を控えるという対応は、もっともしてはならないことの一つです。妻には脱水の弊害を理解してもらうように努めましょう。

認知症の進行に伴い、尿失禁に対するケアは必ず必要になってきます。おむつの着用を第一選択とせず、排泄のケアに関して工夫をすることで患者さんの尊厳を守れることを念頭に置いてケアを行いましょう。

引用・参考文献
1) 曽根司央子. "尿失禁". 改訂2版 高齢者看護すぐに実践トータルナビ：成人期と老年期の違いがわかる！加齢による症状と慢性疾患に対応できる！岡本充子ほか編. 大阪, メディカ出版, 2025, 51-62.

（西山みどり）

第3章 認知症患者さんへの排泄ケア ③

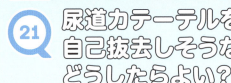

Q21 尿道カテーテルを気にして自己抜去しそうなとき、どうしたらよい？

患者 80歳代後半、男性

背景
- 中等度のアルツハイマー型認知症、要介護3（ヘルパー、デイサービス、ショートステイを利用）です。
- 既往歴に、誤嚥性肺炎、慢性心不全、高血圧、左大腿骨頸部骨折、腰椎圧迫骨折があります。
- 妻、長女と3人暮らしです。

経過 患者のAさんは、誤嚥性肺炎で入退院を繰り返していました。自宅で発熱がみられ、病院を受診した結果、同病名の診断で入院しました。入院後、倦怠感でトイレに行けず、おむつに尿失禁していたため、尿道カテーテルが留置されました。入院初日は落ち着いていましたが、2日目から尿道カテーテルを気にして、引っ張る動作がみられ、「おしっこがしたい」と繰り返していました。
　尿道カテーテルを留置していますが、尿意があり、常に気にして、触ったり、引っ張ったりして、自己抜去してしまうかもしれません。どのように対応したらよいでしょうか？

尿道カテーテルを安易に使用せず、排尿パターンを把握する

　尿失禁や尿閉に対し、尿道カテーテルを安易に使用してはいないでしょうか。尿道カテーテルの適切な使用例を表1[1]に示します。**尿道カテーテル使用前に、排尿日誌を活用して排尿パターンを把握しましょう**[2]。排尿パターンに基づいたケアにより、トイレには行けなくても、尿器やポータブルトイレで排尿できたり、尿失禁後すぐにおむつ交換が実施されたり、患者さんの尊厳を守る排尿に近づけることができます。排尿日誌のつけ方（表2）[2]、排尿日誌の規則（表3）[2]を参考に、排尿日誌を記載してみましょう。

表1 尿道カテーテルの適切な使用例 （文献1より改変）

患者に急性の尿閉または膀胱出口部閉塞がある。
重篤な患者の尿量の正確な測定が必要である。
特定の外科手技のための周術期使用。 ●泌尿生殖器の周辺構造で泌尿器科手術またはほかの手術を受ける患者。 ●長時間の手術が予測される患者（このために挿入されるカテーテルは麻酔後回復室で抜去する）。 ●術中に大量の点滴または利尿薬が投与されることが予測される患者。 ●尿量の術中モニタリングが必要な患者。
尿失禁患者の仙椎部または会陰部にある開放創の治癒を促す。
患者を長期に固定する必要がある（例：胸椎または腰椎が潜在的に不安定、骨盤骨折のような多発外傷）。
必要に応じて、終末期ケアの快適さを改善する。

表2 排尿日誌のつけ方 （文献2より作成）

- 最低でも24時間連続してつける。
- できれば3日以上継続してつけることが望ましい。
- 膀胱訓練の期間中は継続してつけることが望ましい。
- 排尿時刻・量、尿意の強さ、漏れの有無・状況・量をつけることが理想。
- 排尿状況をより具体的に理解するため、水分摂取時刻・量・種類をつける。
- 認知症の患者さんを記録する場合は、誘導時の状況も加える。
- 意思表示できない人を対象とする場合は排尿の法則性を読み取るため、一定の時間にかかわる。

表3 排尿日誌の規則 （文献2より作成）

- 夜間排尿は就寝してから起床までの時間とする。
- 起床時の排尿は寝ている間につくられたものであるため、前日の夜間排尿の量とする。
  ※回数は日中に含む（尿漏れは起床前のものであるため前日の回数に含む）。
- 日中排尿は起きている時間の排尿を示す。
- 排尿量と漏れ量は区別する。※総排尿量＝排尿量＋漏れ量
- 導尿した場合は、自尿量と導尿量を区別する。

尿道カテーテルを気にする動作は不快や苦痛の非言語的表現

　尿道カテーテルを気にする動作は、不快や苦痛の表現です。ケア提供者は自己抜去予防にとらわれてしまうと、身体拘束（介護衣、ミトンなど）を選択する[3]ことさえありますが、安易に身体拘束を用いるのではなく、不快や苦痛などの根本的な原因に対応することが必要です。

　Aさんのように中等度の認知症があると言語的表現は難しいかもしれませんが、眉間にしわを寄せる、そわそわする、呼吸が荒いなど、不快や苦痛を非言語的表現で伝えていることがあることも念頭にケアを行いましょう[4]。

第3章　認知症患者さんへの排泄ケア

現疾患、既往歴を把握し、苦痛を予測してかかわる

　尿道カテーテル留置の不快感へ対応しているにもかかわらず、患者さんの不快感が改善しないという経験はありませんか。認知症の患者さんは、他者へ正確に苦痛を伝えることが難しい場合があり[4]、「尿道カテーテルを気にする」という動作で、さまざまな苦痛を表現している可能性があります。

　Aさんは、腰椎圧迫骨折の既往があり、尿道カテーテル留置の不快感だけでなく、腰痛による苦痛を表現しているのかもしれません。==患者さんの現疾患、既往歴を把握し、苦痛を予測してかかわりましょう。==

多職種でストレスの軽減を図り、短時日での抜去を目指す

　尿道カテーテル留置が必要な場合、看護師だけでなく作業療法士や理学療法士など、==多職種で一緒にかかわり、短時日での抜去を目指しましょう。==

　作業療法士は患者さんの手先を使う活動を提供し、理学療法士はリラクゼーションやレクリエーションを提供することで、気分転換やストレス軽減につながることがあります。患者さんに尿道カテーテルの話ばかりすると過剰に気にしてしまうので、==尿道カテーテルにとらわれることなく過ごせる時間もつくりましょう。==

　尿道カテーテルの使用が本当に必要なのかをまず検討する必要があります。尿道カテーテル留置は、誰にとっても不快であることを念頭に置きながら、自己抜去予防の前に不快や苦痛など根本的な原因を取り除くように努めましょう。また、多職種と協働しながら、短時日での抜去を目指しましょう。

引用・参考文献

1) 矢野邦夫監訳. "尿道カテーテルの適正使用". カテーテル関連尿路感染の予防のためのCDCガイドライン 2009. 大阪, メディコン, 2010, 13-4.
2) 西村かおる. "排尿日誌を読み込もう". 新・排泄ケアワークブック：課題発見とスキルアップのための70講. 東京, 中央法規出版, 2013, 142-6.
3) 伊東美緒. "ルート類を抜去する可能性のある患者への対応". 認知症の人の「想い」からつくるケア：急性期病院編. 伊東美緒ほか編. 井藤英喜監修. 東京, インターメディカ, 2017, 94-5.
4) 加藤泰子ほか. "疼痛管理が必要な認知症の人の看護". 認知症の人の生活行動を支える看護：エビデンスに基づいた看護プロトコル. 高山成子ほか編. 東京, 医歯薬出版, 2014, 112-9.

（山下いずみ）

第3章 認知症患者さんへの排泄ケア ④

Q22 ストーマ装具をつけている場合、排泄ケアはどうする？

患者 70歳代後半、女性

背景
- 直腸穿孔に対する緊急手術でハルトマン手術を施行し、左下腹部にストーマを造設しました。
- アルツハイマー型認知症です。
- 手術を受けた記憶がなく、病識もありませんでした。便の廃棄は看護師と一緒に行えましたが、ストーマ装具の交換は難しいようでした。
- 要介護1です。デイサービスを週に2回利用していました。
- 入院前は独居でした。近くに長女が住んでおり、食事などはサポートしていました。

経過 術後の経過は良好で、術後3日目から患者のAさんと長女にストーマケアの指導を開始しました。1回目のストーマケアの指導後から、ストーマ装具を剥がす行為がみられました。Aさんに対し、何度も剥がさないように説明しましたが、無意識にストーマ装具を剥がすことが2、3日続きました。
ストーマ装具を無意識に剥がしてしまう認知症の患者さんには、どのように対応したらよいでしょうか？

皮膚を清潔に保ち、ストーマ装具の交換期間を短くする

　ストーマ装具は、貼付しているだけで掻痒感や違和感をもつことがあります。ストーマ装具の粘着面である皮膚保護剤は、皮膚に密着することで閉鎖環境となり、蒸れを生じやすくなります。蒸れが掻痒感の原因となることがあるため、汗をかきやすい患者さんの場合は**ストーマ装具を短期装具（1～3日交換が目安の装具）（図1）に変更し、交換間隔を短くします**。
　また、掻痒感の要因としてはストーマ装具そのものによるものと、長期貼付によるものの可能性が挙げられます。ストーマ装具そのものによる場合は、ストーマ装具の種類や他会社の製品に変更することを考えます。長期貼付による掻痒感の場合は、皮膚保護剤貼付部に排泄物や発汗により蒸れが生じることで起こりやすくなります。ストーマ装具の貼付期間の目安を守り、また

71

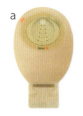 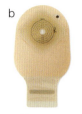 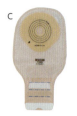

(画像提供：ダンサック)　(画像提供：ダンサック)　(画像提供：アルケア)

図1 短期装具の例（交換頻度1〜3日の装具）
a：ノバライフ1シリーズ、b：ノバ1 フォールドアップ シリーズ、
c：ユーケアー®シリーズ

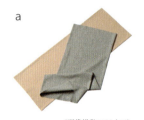 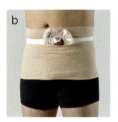

(画像提供：アルケア)　　　　　(画像提供：アルケア)

図2 オストメイト用腹帯（伸縮チューブ）
a：メディプロサポート® by メディキュア®、b：やわらかウエスト®チューブ

それより1日早く交換することも対策の一つとして考えられます。さらに、ストーマ装具の違和感をなくすためには、患者さんの<u>皮膚を清潔な状態で保つ</u>とともに、<u>行動を観察し、違和感の原因をアセスメントする</u>ことが大切です。

衣服を脱いでもストーマ装具が見えないように装着する

　認知症の患者さんがストーマ装具を剥がしてしまう行為が続いてしまう場合は、衣服に工夫をしたり、ストーマ装具をすぐに触ることができないような装着方法を検討します。オストメイト用の腹帯やストーマ用品の伸縮チューブ（図2）などを装着し、<u>衣服を脱いでもストーマ装具が見えないようにする</u>こともストーマ装具を剥がしてしまうリスクを低減することができます。
　また、ストーマ袋内に排泄物が貯留することで重みや違和感をもってストーマ装具を剥がしてしまう可能性もあるため、<u>食事摂取2時間後や起床時、就寝前は必ずストーマ袋を確認し、排泄物を廃棄する</u>ようにしましょう。

声掛けを行いながら、ストーマ装具の必要性を説明する

　ストーマ装具を何度も剥がしてしまうことに対して患者さんを責めたり、「剥がさないでください」と注意したりすると、患者さんを混乱させ、BPSDを引き起こしてしまいます。ただ、不快な思いからストーマ装具を剥がしてしまうこともあるため「ストーマ装具を貼っているところがかゆかったですか？」などと、患者さんに寄り添いながら声掛けを行うことが大切です。

　また、ストーマ自体を理解できていないこともあるため、まず「ストーマとは何か」「どうしてストーマ装具が必要なのか」について患者さんと目線を合わせてわかりやすい言葉で説明し、理解を得ることが重要です。しかし、何度説明しても忘れてしまうこともあります。「この前も説明したのに……」と思うのではなく、「忘れてしまっているから、また伝えてみよう」と考え、その都度丁寧に説明しましょう。

剥離剤や皮膚被膜剤を使い、皮膚への刺激を最小限にする

　ストーマ装具を剥がす際には、剥離剤（リムーバー）を使用することが推奨されますが、認知症の患者さんが無意識に剥がしてしまう場合は皮膚への剥離刺激が強くなります。そのため、粘着力が比較的弱い短期装具（1〜3日交換が目安の装具）を選択することも検討します。また、ストーマ装具交換時は、ストーマ装具を装着する前に貼付部位に皮膚被膜剤を塗布して、剥離時の刺激を低減できるようにすることも大切です。

> ストーマ造設を行った認知症患者は、腹部にストーマがあることでボディイメージが変わり、不安が大きくなる可能性があります。また、ストーマ装具は貼付しているだけでも違和感や掻痒感が生じることもあるため、少しでも軽減させます。ストーマ装具の必要性をゆっくりとわかりやすく説明し、認知症の患者さんの身になって対応しましょう。

引用・参考文献

1) 黒木さつき. 術後から退院までの患者：ケアの実際と装具選択を中心に：認知症患者の場合. 月刊ナーシング. 41(12), 2021, 100-5.
2) 紺家千津子. "皮膚障害別スキンケア：ストーマ周囲皮膚障害の予防・ケア". スキンケアガイドブック. 日本創傷・オストミー・失禁管理学会編. 東京, 照林社, 2017, 244-68.

（大田百恵）

第3章 認知症患者さんへの排泄ケア ⑤

Q23 トイレ以外で排泄してしまうとき、どうしたらよい？

患者 70歳代後半、男性

背景
- 約4年前にアルツハイマー型認知症の診断がつきました（ミニメンタルステート検査〔MMSE〕14点）。
- 妻と2人暮らしですが、妻は週2回、数時間パートで働いています。

経過　患者のAさんは、デイケア時に、手に力の入らない感じがあり、救急外来を受診、一過性脳虚血発作と診断がつきました。幸い大事に至らず、様子観察のため入院となりました。入院初日は点滴治療を受け、安静を確保するためにおむつを使用したところ尿失禁がみられました。
　翌日、Aさんがおむつを外し、自室の洗面台で排尿していたところを看護師が発見しました。驚いた看護師が大きな声で「ここはトイレではないですよ」とAさんに伝えましたが、Aさんは「ちゃんと水は流した」と言って憤慨しました。妻にこのことを伝えると、「家では間に合わないことはあっても、ほかの場所ですることはなかった。家でもこんなことをされたら、もうみられないです」とショックを受けました。
　入院後、トイレ以外の場所で排尿してしまうAさんに対し、これから看護師としてどうかかわればよいでしょうか？

入院という環境変化によって受ける影響を考える

　認知症の患者さんは、周囲の環境から得る情報を整理し、判断し、それに応じた行動をとることが難しくなります。そのため、環境の変化により、これまでできていたことがうまくできなくなるということがあります（表）[1]。そこで、認知症の患者さんに合わせた環境作りが鍵となります。
　Aさんの場合、一過性脳虚血発作により緊急入院となり、見慣れない環境や人たちに囲まれてどれだけ不安で不自由だったことでしょう。このような場合、<u>患者さんの苦痛を察し、どうすれば尊厳を守ることができるかを考える</u>必要があります。例えばこのような場面に遭遇したとしても、決して声を荒げて注意をしてはいけません。
　ここで注目すべきなのは、Aさんの発言です。「用を足した後は水を流す」

表 認知症をもつ人が一般病院へ入院することに伴う困難

- 環境の急激な変化に対応できない。
- 入院環境の複雑さに対応できない。
- 転棟やベッド移動などで見当識を失う。
- 音や光などの環境からの刺激が多い。

小川朝生，"入院環境に伴う困難"．あなたの患者さん，認知症かもしれません：急性期・一般病院におけるアセスメントからBPSD・せん妄の予防，意思決定・退院支援まで．東京，医学書院，2017，42．より改変

という認識をもち、そのように行動しています。これは長い間、Aさんの身についた習慣であり、水を流した行為に対しては「それはありがとうございます」と声掛けできるとよいでしょう。

トイレを見つけやすいよう環境を整える

Aさんの行動は、見慣れぬ環境に適応できずトイレを見つけられなかったという見当識障害によるものが大きいでしょう。そこでまずは、**トイレの場所を明確にする**ことから始めます。具体的には、できるだけトイレに近い部屋を用意する、そして部屋から見てトイレの場所がどこにあるのかをわかりやすくすることです。トイレの場所をわかりやすくするためには、トイレ前にわかりやすく表示するのはもちろんのこと、部屋からトイレまで誘導するような線を引く、夜間も場所がわかるようトイレの明かりを点けておくといった工夫ができます。

加えてトイレが寒い、嫌なにおいがするといったことも、認知症の患者さんがトイレに行きたくない理由となるため、**寒さ対策や消臭に努める**ことも大事なことです。

時間をみながら声を掛け、トイレへ誘導する

慣れない環境であればなおのこと、たとえ尿意があってもトイレに行こうとしない場合があります。加えて、トイレに行きたいと誰に訴えてよいかわからないときには、間に合わずに近場で用を足してしまうということになりかねません。そこで、**こちらから時間をみて、トイレへ誘導をする**ことも有

効です。

　「トイレに行ってみましょうか」と言われてすぐに行動する人もいますが、大人が他人にトイレの心配をされるということに自尊心を傷つけられることもあります。そこで、「少しお願いできますか」とまずはその場から動いてもらい、何かのついでに「お手洗いに寄って行かれますか」と声を掛けて誘導するのもよいでしょう。

一過性脳虚血発作では、飲水を控えないよう伝える

　Aさんの場合、退院後は慣れた自宅でのトイレを使用するため、失敗がなくなる可能性はありますが、自宅でもトイレの場所を明確にする、寒さ対策をすることは悪いことでありません。また、着脱しやすい着衣を用いてもよいでしょう。

　そして、妻に伝えないといけないことは、**飲水を控えるという対応をとらないようにする**ということです。高齢者が、排尿回数を気にして飲水を控えることはよくあります。しかし、特に本ケースで注意すべきことは、Aさんは一過性脳虚血発作で入院しているということであり、脱水が一過性脳虚血発作を引き起こす要因の1つだということです。Aさんはもちろんのこと、**妻にも飲水の重要性を理解してもらう**ことが大事です。

私たちは排泄物に対し、汚いものという認識をもっており、排泄の失敗は在宅生活の継続を左右します。できること、難しくなっていることを見極め、認知症の患者さんの尊厳を守りつつ、そばで介護する家族の負担を軽減する対策を考えていく必要があります。

引用・参考文献
1) 小川朝生. "入院環境に伴う困難". あなたの患者さん、認知症かもしれません：急性期・一般病院におけるアセスメントからBPSD・せん妄の予防、意思決定・退院支援まで. 東京, 医学書院, 2017, 42.
2) 鶴屋邦江. "認知症". 改訂2版 高齢者看護すぐに実践トータルナビ. 岡本充子ほか編. 大阪, メディカ出版, 2025, 188-201.

（西山みどり）

第 4 章

認知症患者さんへの スキンケア

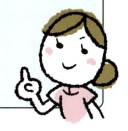

第4章 認知症患者さんへのスキンケア ①

Q24 掻くのをやめられないとき、どう対応する？

患者 80歳代後半、女性

背景
- アルツハイマー型認知症、FASTステージ5です。
- 要介護3の状態です。
- 夫の他界を契機に、娘と同居しています。平日はショートステイを利用し、週末は自宅で娘と過ごしています。
- 数日前より、背部のかゆみがあり自分で手が届く範囲で、肩の周囲をかきむしる動作がみられるようになりました。

経過 患者のAさんが背中を掻いているのをショートステイの介護福祉士が見つけ、確認したところ擦過傷ができていました。保湿ケアを行い、背中を掻いているのを見かけた際に掻かないように言うと、そのときは「そうね」と止めてくれます。しかし、しばらくするとまた掻きはじめます。朝の更衣の時に観察すると寝衣に血がついているため、就寝中も掻いているようです。
説明しても掻くのをやめない場合、どう対応したらよいでしょうか？

かゆがっているだけと判断せず、原因についても考える

かゆみは、症候性掻痒と皮膚掻痒症に大別されます。皮膚掻痒症は、明らかな皮疹がないにもかかわらずかゆみを訴える疾患です。Aさんの場合は、認知症以外に主立った持病はありませんが、表[1, 2]のように疾患が潜んでいる場合もあります。「ただかゆがっているだけ」と判断せず、かゆみの原因についても考える必要があります。

ドライスキンが原因の場合は、保湿剤を適切に塗布する

Aさんの全身の皮膚の状態を観察します。高齢者の掻痒感の多くは、ドライスキンが原因です。掻かないように説明したり、掻いている場面で声掛けをしたりすることも大切ですが、認知症の患者さんは忘れてしまうことも多いため、解決にはなりません。

表 皮膚掻痒症の生じうる疾患（文献1、2より作成）

内臓疾患	内分泌障害	糖尿病、尿崩症、甲状腺機能異常症、副甲状腺機能障害、カルチノイド症候群
	肝障害	肝炎、肝硬変、胆道系閉鎖性疾患
	腎障害	慢性腎不全、尿毒症、血液透析など
	血液疾患	真性多血症、鉄欠乏性貧血
	悪性腫瘍	内臓悪性腫瘍、多発性骨髄腫、悪性リンパ腫、慢性白血病
	寄生虫疾患	回虫症、鉤虫症
	神経疾患	多発硬化症、脊髄癆
環境因子		機械的刺激、湿度、食事
薬剤		コカイン、モルヒネ、薬剤過敏症、ブレオマイシン
食品		魚介類、豚肉、ソバ、野菜類など
妊娠		妊娠後期
心因性		幻覚、神経症、ストレス
ドライスキン		老人性皮膚掻痒症

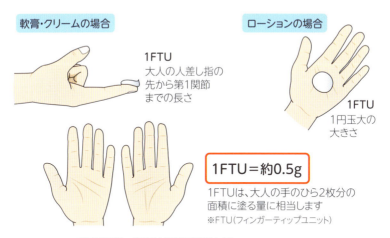

図 保湿剤・保湿外用薬の適切な量（文献3～5より作成）

そこで対応として、**皮脂の喪失と掻痒誘発を避けるために、入浴では熱い湯、長湯は避け、入浴後10分以内を目安に保湿剤・保湿外用薬を塗布します**。入浴しなくても、1日2回を目安に保湿剤を塗布します。また、適切な量を塗ることが大切です（図）[3～5]。

気持ちに寄り添い、タッチングや声掛けで落ち着かせる

　かゆみを我慢することは、認知症の患者さんでなくても大変です。Aさんが掻いている場面では、気持ちに寄り添い、かわりにかゆい箇所をさすります。Aさんは爪を立てて掻いてしまいますが、看護師や介護者であれば、傷をつけずにかゆみに対応できます。また、タッチングや声掛けが気分を紛らわすきっかけとなり、一時的にでもかゆみに執着しなくなることがあります。

掻いても傷がつかないように、爪を整えるなど工夫する

　皮膚の加齢変化により表皮と真皮をつなぐ基底膜の接着能が低下すると、わずかな機械的刺激で水疱や表皮剥離などの皮膚損傷が生じやすくなります。爪が長いと少しの力でも皮膚に傷をつけてしまうため、爪を定期的に短くカットし、やすりを使用して爪を整えましょう。手袋などを使用し、患部に直接手指が触れないようにする工夫も効果があります。

　血行がよくなってかゆみが増すような場合は、局所を冷却すると有効です。頭部を氷枕で冷やすことも、患者さんの気持ちを和らげます。さらに抗ヒスタミン薬は、ヒスタミン（H_1）受容体に作用して、かゆみを抑える効果があります[3]。

　掻くことをやめない認知症の患者さんに対しては、掻くことをやめさせるのではなく、かゆみの原因を検索し、その原因に対応することが重要です。「認知症だから仕方がない」といって見過ごすのではなく、患者さんの気持ちに寄り添い、工夫しながらかかわりましょう。

引用・参考文献

1) 清水宏. "蕁麻疹・痒疹・皮膚掻痒症：皮膚掻痒症". あたらしい皮膚科学. 第3版. 東京, 中山書店, 2018, 138.
2) 宮地良樹. 皮膚科ミニマム. 東京, 文光堂, 2000.
3) 小林直美. スキンケアガイドブック. 日本創傷・オストミー・失禁管理学会編. 東京, 照林社, 2017, 26-35.
4) 内藤亜由美ほか. "年齢とともに考えるスキンケア". 病態・処置別スキントラブルケアガイド. 東京, 学研メディカル秀潤社, 2008, 14-8.
5) 内藤亜由美ほか. "外用薬を理解したスキンケア". 前掲書4), 39-42.

（安西美智子）

第4章 認知症患者さんへのスキンケア ②

Q25 入浴を拒否する場合、どう対応するとよい？

患者 80歳代前半、男性

背景
- アルツハイマー型と血管性認知症の混合型認知症（ミニメンタルステート検査〔MMSE〕15点）と診断されました。
- 5年前に脳梗塞を発症しましたが、明らかな麻痺はありませんでした。
- 自宅で転倒し動けなくなっていたため、入院しました。
- 骨折はありませんでしたが、痛みにより動きづらくなり、リハビリテーションを実施することとなりました。下肢筋力の低下がありました。
- 自宅で妻と2人で生活をしており、介護保険サービスの利用はありません。

経過 　入浴の声掛けをしても、患者のAさんは「いや、いい」と言って拒否しました。何度か繰り返し誘ってみましたが、浴室まで来てくれることはあっても「家で入る」と話し、入浴ができませんでした。
　清潔を保つためには入浴が必要だと思いますが、どうしたら入浴してくれるのでしょうか。入浴したくないとはっきりと意思表示をされているのですが、本人の意思に沿うべきなのでしょうか？

入浴の過程を観察し、拒否する理由を考えながら対応する

　まず考えたいことは、「清潔を保ちたい」という看護師の気持ちを押し付けていないかということです。無理に入浴をすると、入浴は不快なもの、嫌なものという印象が残ってしまいます。そのため、**入浴は無理には勧めないことを原則にする**ことが重要です。

　入浴は心地よさにつながる意義のあるケアですが、複雑な動作の組み合わせでもあります。そのため、入浴には時間がかかることを十分理解しましょう。Aさんは、下肢筋力の低下や認知機能の低下（中等度の認知症）、転倒による痛みがあります。近時記憶障害や遂行機能障害、失行、痛みなどがあると、入浴が不安だったり、失敗を経験したりしているかもしれません。まずは、本人が**入浴する過程を丁寧に観察して、どの段階でどのような拒否があるのかをアセスメント**します。そのうえで、**拒否する理由を考えながら**本人

の反応に沿って対応できるよう工夫します。

入浴の過程をアセスメントして、本人の反応を整理する

　入浴の過程を大きく4つに分けて考えてみましょう。つまり、脱衣室まで移動する（脱衣前）、服を脱いで浴室に入る（脱衣時・浴室移動時）、浴室内で動く（洗体・洗髪時）、そして浴室から出て服を着る（着衣時）ということです。

　そのうえで、**入浴の過程のどの段階でどのような反応があるのかについて情報を整理しながら、拒否する理由をアセスメントします**（表）。脱衣前の声掛けで拒否があるという場合、Aさんは「身体が痛い」「面倒くさい」と感じているのかもしれません。また、過去に嫌な体験をしているのかもしれませんし、記憶障害や見当識障害から、「昨日入った」「毎日入っている」と思っているのかもしれません。

　そのように考えながら、Aさんに理由を聞いてみて理由がわかれば、その理由に合わせて対応できるように工夫します。理由がはっきりしないときには、時間を置いて再度誘ってみる、患者さんと関係性のよい人がかかわる、言葉でのコミュニケーションに加えて、入浴の道具を見せて視覚的に訴えるといった工夫もします。

本人の身になって、不満や不安、拒否する理由を考える

　日本人のほとんどが好むと思われている入浴ですが、だからといってAさんが入浴を好むというように判断することは避けたほうがよいでしょう。混合型認知症であり、転倒による痛みがあるAさんにとって「入院中の入浴はどのような体験なのか」と、想像する心掛けが大切です。

　具体的に想像してみると、Aさんは慣れ親しんだ家ではない、いつもとは違う大きな浴槽があるところで、ほかの患者さんと一緒に入浴します。看護師は服を着ていますが、Aさんは服を脱いで無防備な姿にならなくてはいけません。また、疲れてもいないのに昼間から入浴することに必要性を感じていないのかもしれません。

　入浴は基本的な看護の一つですから、看護師にとっては重要なケアです。しかし、Aさんは看護師と同じように入浴を重要なこととして捉えられるで

しょうか。**不安や不満、拒否をする理由を考えるときは、本人の身になって想像する**必要があります。

表 入浴拒否の理由に関するアセスメント

身体的苦痛・不快感	身体的苦痛	痛い、かゆい、だるい、風邪気味で熱があるなど。
	不快感	● 脱衣室・浴室が寒い。 ● 風邪を引くかもしれないという思い。
不満・恐怖体験	ケアへの不満	● 無理やりされたり、衣類に不備があったりしたなど、嫌な経験がある。 ● 対応の仕方に不満がある。 ● いきなりシャワーをかけられたり、急かされたりしたことがある。
	入浴への不満	● ゆっくり入れない。 ● 温度が合わない。 ● 人前で裸になりたくない。
	浴室（環境）への不満	● 段差がある。 ● 滑りそうで不安を感じる。 ● 脱衣室が狭い／広い。
失見当識・記憶障害などによる拒否	アルツハイマー型認知症	記憶障害により、「昨日入った」「家で入っている」と拒否する。
		場所失見当識により、「家に帰って入る」と拒否する。
		遂行機能障害により、入浴手順がわからないので嫌がる。
	血管性認知症	意欲低下、無関心、面倒に感じる。
		着衣失行などにより、スムーズに入浴できず嫌がる。
	レビー小体型認知症	認知機能の変動で急に不機嫌になり、拒否する。
		パーキンソニズムによる歩行・動作障害や疲労から拒否する。
		幻覚・幻視により拒否する。
	前頭側頭型認知症	常同行動、時刻表的生活により、勧められても入浴しない。
		遂行機能障害で入浴手順がわからず嫌がる。
		「お金がないからここでは入ることができない」などと言って、理解力や判断力が低下した苛立ちから、拒否する。
習慣	浴槽	「個別浴槽でないから汚い、1人で入りたい」と言う。
	時間	● 人に笑われるので昼間には入りたくないと感じている。 ● 家の者より先に入るべきではないと考えている。
	入浴の頻度	これまで週に1回しか入らないという生活をしていた。

第4章 認知症患者さんへのスキンケア

丁寧に振り返って工夫を重ね、良好な関係性を構築する

　入浴拒否があっても浴槽に入るととても気持ちよさそうに入浴をしてくれたという経験を振り返ると、**入浴の誘い方や脱衣時までの工夫がポイントになることが多い**と思います。また、認知症の重症度によって言葉で必要性を伝えたほうがよい場合もあれば、言葉は少なく患者さんと腕を組むなどして一緒に脱衣室に来るほうがよい場合もあります。

　入浴をしてもらうための工夫は、看護師と本人の良好な関係性があってはじめてうまくいきます。日ごろから笑顔であいさつをする、隣に座る、話を聞くといったことが、患者さんとの関係づくりにつながり、入浴時の声掛けにも影響すると考えます。環境に慣れることや関係性の構築には、少し時間がかかります。**はじめはうまくいかなくても丁寧に振り返り、工夫を重ねていきましょう。**

　入浴が認知症の患者さんにとって、どのような体験なのかを想像してみることが大切です。入浴が実は複雑な過程からなっていることを念頭に、どの段階でどのような拒否があるのか、その理由は何かということをアセスメントしながらケアに工夫を重ねていきましょう。

引用・参考文献
1) 高山成子. "入浴の看護". 認知症の人の生活行動を支える看護：エビデンスに基づいた看護プロトコル. 東京, 医歯薬出版, 2014, 48-55.
2) 廣木佑介. 受容. おはよう21. 34 (13), 2023, 44-5.

（田村文佳）

第4章 認知症患者さんへのスキンケア ③

Q26 巻き爪で苦痛はあるのに爪切りを拒む場合、どう対応する？

患者 80歳代前半、男性

背景
- 4年前から徐々にもの忘れがみられ受診したところ、アルツハイマー型認知症と診断されました。FASTステージ4、改訂長谷川式簡易知能評価（HDS-R）18点です。
- 要介護1の認定を受けており、週2回デイサービスを利用しています。
- 妻と同居しており、日常生活は自立しています。

経過 患者のAさんは、日常生活では自立していますが、歩行時に足を痛そうにしていることがありました。靴下を脱いでもらって足先を見ると、巻き爪が皮膚に食い込んでいました。巻き爪部分を触ると、痛そうな表情をしますが、処置をしようとすると拒否し、足を見せようとしてくれません。
爪切りをさせてもらえないとき、どのように対応すればよいですか？

認知機能の低下がみられたら、早期から爪のケアを行う

　認知症の患者さんの日常生活が自立しているようにみえると、周囲の人は「自分でできている」と評価し、爪が伸びていることに気づかないことがあります。また、本人が普段から靴下を履いていると、周囲の人は爪が見えないため意識が向かないことが多いです。

　認知症の患者さんの特徴として、初期のうちから対人関係を意識する社会的認知機能が崩れ出すとともに、自己に対する認知機能も低下し、身だしなみに無頓着になるという「清潔問題」[1]があります。そのため、本人は爪切りのケアを早期からできなくなっていた可能性があります。また、爪が伸びていても生活に支障をきたすことがないため、周囲の人が気づくのが遅くなることが考えられます。

　周囲の人が患者さんの認知機能の低下に気づいたら、<mark>早い段階で足先・指先の状態に関心をもち、早期から爪のケアを行えるように配慮</mark>します。

皮膚損傷の程度を観察し、早期対応の必要性を判断する

まずは、歩かなくなった原因や痛みの原因を考えていきます。「足に何らかの原因を抱えている」と予測しながら、爪に異常はないか、足に傷がないか、たこや魚の目、足の変形などを観察します。

その他にも、下肢の血流障害や糖尿病合併症による神経障害や浮腫なども足のトラブルの要因となるため、基礎疾患を把握し、血流評価を行いながら、しっかりと観察します。それにより、皮膚の損傷の程度を観察したうえで、早期対応が必要かどうかを判断することができます。

家族に同席してもらい、本人に必要性を繰り返し伝える

爪切りを怠ると、皮膚損傷にまで至ることを意識してかかわりましょう。定期的な足の観察やフットケアは、異常の早期発見と治療の早期開始につながるため、重症化を予防するうえで大切なポイントです。

爪の切り方（図）としては、指先と同じ長さあたりでカットするスクエアカットが正しい方法であるといわれています。深爪や爪の角を切ると陥入爪となり、皮膚を傷つけてしまう原因となるため、注意しましょう。

また、爪切りなどのフットケアを実践する際には、家族に同席してもらうことで、家族へのケアの指導にもなります。また、家族に足への関心を高めてもらうきっかけにもなり、フットケアの継続を支援することにつながると考えます。患者さん本人には、フットケアの必要性を根気よく繰り返し伝える[2]ようにします。患者さんが処置を拒否して足を見せてくれないようなときは、家族の理解や協力を得ながら根気よくかかわるようにしましょう。

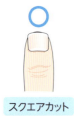
スクエアカット
指先と同じ程度の長さ

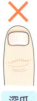
深爪

ラウンドカット

バイアスカット

皮膚に負担がかかり、陥入爪の原因になるため、注意する。

図 爪の正しい切り方と注意点

足の爪をみて、認知機能低下の早期発見につなげる

　入院した患者さんの爪をみると、爪のトラブルを抱えていることが多いと実感します。「なぜできなくなったのか」を考えながら、爪のトラブルの要因を追求しましょう。「ただ忘れていただけなのか」「肥厚や変形があってセルフケアが困難だったのか」「認知機能が低下してセルフケアができない状態であったのか」など、爪が伸びているという状態を観察するだけでさまざまな要因が考えられます。爪のトラブルの要因を分析し追求するなかで、患者さんの認知機能の低下に気づくこともできるかもしれません。

　爪のケアは優先度としては低く捉えられがちですが、フットケアを怠ると、爪が伸びて皮膚を損傷するだけでなく、その傷への感染から肥厚・変形などが進行し、さらにケアが困難になってしまうこともあります[3]。患者さんを観察する際には身体全体をみますが、必ず靴下も外し、足の爪をチェックしましょう。**足の爪をみることで、認知機能低下の早期発見につながることもあります。**

　認知症の患者さんの多くは、セルフケアが困難となっていることが予測されます。そういった患者さんに対し、周囲の人たちが「爪はどうなっているのかな」と関心をもつ姿勢が大切です。爪の異常を早期に発見し、ケアにより介入することで、皮膚トラブルを予防することができます。爪のケアにおいて自身では対応できないと感じたときには、皮膚・排泄ケア認定看護師に相談したり、皮膚科を受診してもらうのがよいでしょう。

引用・参考文献

1) 高山成子．"認知症者の日常生活のアセスメントとケア：清潔"．認知症ケアガイドブック．日本看護協会編．東京，照林社，2016，138-43．
2) 島橋誠．"認知症の症状アセスメントとケア：ケアを受け入れてもらうためのアプローチ"．前掲書1），85-7．
3) 竹原君江ほか．"皮膚障害別スキンケア：足病の予防・ケア"．スキンケアガイドブック．日本創傷・オストミー・失禁管理学会編．東京，照林社，2017，269-79．
4) 武田章敬．"認知症疾患と治療：アルツハイマー型認知症"．前掲書1），13-5．
5) 島橋誠．"認知症者の理解"．前掲書1），48-55．

（今村直美）

第4章 認知症患者さんへのスキンケア ④

Q27 ストーマ周囲に皮膚障害があるとき、どう対応する？

患者 70歳代、女性

背景
- 軽度の認知症がみられ、糖尿病があります。
- 直腸がんにて低位前方切除術、回腸ストーマ造設術を施行しました。ストーマは補助化学療法後に閉鎖する予定です。
- 夫は他界し、長男夫婦と3人暮らしです。退院後は、長男の嫁がストーマ装具交換を実施する予定です。
- 介護保険は未申請です。
- ストーマ造設の手術を受けた記憶はなく、「おなかに何かがある」と認識していました。

経過 患者のAさんはストーマ造設の術後1週間が経過して離床が進み、リハビリテーションで車椅子への移乗や歩行練習をするようになりました。食事も順調に開始し、水様便～泥状便の排便がみられました。離床が拡大していくにつれ、ストーマ装具より便の脇漏れが出現し、ストーマ周囲の皮膚にびらんを生じ、Aさんは疼痛を訴えるようになりました。
　ストーマ周囲に皮膚障害があり、疼痛を伴っています。認知症の患者さんが訴える苦痛を軽減するには、どうしたらよいでしょうか？

しわやくぼみをアセスメントし、便の脇漏れに対応する

　まずAさんは離床が進み、ストーマ装具より便の脇漏れが多くなったことから、立位や座位姿勢をとることでストーマ周囲皮膚にしわやくぼみが生じていることが考えられます。そこに水様便～泥状便の便が潜り込み、便の脇漏れが生じた可能性があります。腹部の形状は、立位・座位・仰臥位・側臥位など、あらゆる体位でしわやくぼみのできる部位が変化します。そのため、ストーマ装具交換時に座位や立位の姿勢をとってもらい、**ストーマ周囲皮膚のどこにしわやくぼみができるかをアセスメントする**ことが重要です。しわやくぼみには、用手形成皮膚保護剤（図1）で補強したり、凸面装具（図2）を使用したりすることで対応します。

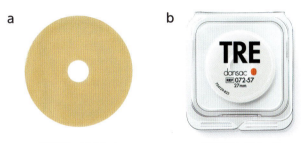

(画像提供：ホリスター)　　　　(画像提供：ダンサック)

図1 主な用手形成皮膚保護剤
a：アダプト®皮膚保護シール、b：TREシール™

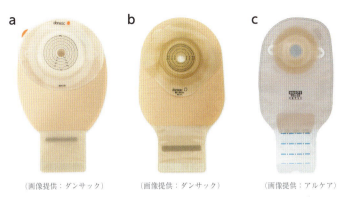

(画像提供：ダンサック)　(画像提供：ダンサック)　(画像提供：アルケア)

図2 主な凸面装具
a：ノバライフ1 TRE™ コンベックス、b：ノバ1フォールドアップコンベックス、
c：セルケア®1・TDc

粉状皮膚保護剤などでびらん部の疼痛などに対処する

　ストーマ周囲皮膚障害は、術後にもっとも起こりやすい合併症の1つです。Aさんの場合は、ストーマ装具からの便の脇漏れにより、長時間便が皮膚に付着することでびらんを生じ、疼痛を伴っていると考えられます。びらん部には、粉状皮膚保護剤（図3）を使用して対処します。

　粉状皮膚保護剤には、水分を吸収し皮膚の上皮化を促す効果があります。びらん部の滲出液を吸収することで、面板の溶解を防ぐことができます。また、びらんが重度の場合は、医師に相談しステロイド外用薬を使用することもあります。軟膏やクリームのステロイド外用薬は、面板の粘着力を低下させてしまうため、ローションタイプの外用薬を処方してもらうようにしましょう。

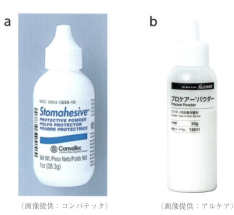

図3 主な粉状皮膚保護剤
a：バリケア®パウダー、b：プロケアー®パウダー

不安や経済的負担が大きくならないように配慮する

　ストーマ周囲の皮膚障害は、看護師にとってはストーマケアが難渋する要因となり得ます。患者さんにとっては「こんなに漏れて家に帰ったらどうなるのか」といった不安が大きくなるとともに、家族にも不安を与えてしまう可能性があります。また、ストーマ装具から便の脇漏れがあると、頻回な装具交換が必要となり、装具費用が増大して、本人・家族の経済的な負担も大きくなります。

　ストーマ周囲の皮膚障害を発見したら、早期にその要因を明らかにし、**本人・家族の不安や経済的負担に配慮して対応する**ことが大切です。そして、そのケアが複雑なものでなくシンプルで、かつ経済的な負担とならないように、ストーマケア方法を検討する必要があります。

些細な反応を読み取りながら、本人の身になって考える

　ストーマ周囲の皮膚障害の予防には、基本的なストーマケアを習得してもらうようにすることが重要です。ストーマケアは「剥がす」「洗う」「ストーマ装具を貼る」など覚えることが多いケアです。特に認知症の患者さんにおいては、ケアの内容を一つひとつ段階的にクリアしながら「できること」は積極的に実施してもらい、本人にとって難しいことは**「一緒にやってみましょ**

う」と声を掛けて手伝いながら指導を進めていくことが重要です。患者さんの理解度を把握し、些細な反応も読み取りながらアセスメントし、本人の身になって考えることが重要です。

本人・家族が行えるシンプルなストーマケアを指導する

ストーマ造設直後のストーマケア指導のポイントは、本人の自尊心の低下や本人・家族の混乱を招かないように配慮して「漏れないケア」を優先的に考えること、そして退院後に自宅に帰って本人や家族が行えるように工夫することです。

超高齢化社会では老々介護が増加し、ケアをする家族も高齢であることが多くなっています。そのため、ストーマ装具の面板の形状だけでなく、排泄口も便を廃棄しやすい形状を選択するなど、認知症の患者さんと家族が負担なく行えるシンプルなストーマケアを考え、指導する必要があります。ストーマ装具の面板や袋形状はメーカーによってさまざまであるため、数種類のストーマ装具を実際に触ってもらい、本人・家族が扱いやすいものを選択することが大切です。

ストーマ周囲皮膚障害は、もっとも起こりやすい合併症の一つです。皮膚障害は疼痛を伴い、患者さんに身体的苦痛と今後の不安など精神的苦痛も与えてしまいます。認知症の患者さんにおいては、「なぜ皮膚障害が起こっているか」を早期にアセスメントし、本人の理解度に合わせて声を掛けながら、ストーマケアの手技を一緒に確認していくことが重要です。

引用・参考文献

1) 佐藤明代. 合併症のある患者：対処方法を中心に：ストーマ周囲にびらんを繰り返す患者. 月刊ナーシング. 41 (12), 2021, 166-70.
2) 紺家千津子. 皮膚障害別スキンケア：ストーマ周囲皮膚障害の予防・ケア. スキンケアガイドブック. 日本創傷・オストミー・失禁管理学会編. 東京, 照林社, 2017, 244-68.
3) 松原康美. "術後から退院までのケア". ストーマケア実践ガイド：術前からはじめる継続看護. 東京, 学研メディカル秀潤社, 2013, 112-6.

(大田百恵)

第4章 認知症患者さんへのスキンケア ⑤

28 貼付剤を剥がしてしまうとき、どのようにかかわればよい？

患者 80歳代前半、女性

背景
- アルツハイマー型認知症（ミニメンタルステート検査〔MMSE〕16点）と診断されています。
- 週2回のデイケアを利用しながら、自宅で息子夫婦と同居しています。
- 認知症の診断を受けたころから抗認知症薬を服用していましたが、服用の仕方が不確かになることが目立ち、1ヵ月前より貼付剤へと変更しました。

経過　患者のAさんは、貼付剤に変更になってからは、自分で貼りにくいと言うようになったため、Aさんの息子の妻が毎朝、貼り替えてきました。Aさんは「このテープは外したらダメだから、自分では触らない」と言っていましたが、最近になってAさんの息子の妻は、前日に貼ったテープが剥がれてしまっていることがたびたびあると気づき、「どうして剥がしてしまうの？」とAさんを責めることが増えていました。
　貼付剤を剥がしてしまうAさんに、看護師としてどうかかわればよいでしょうか？

「大事な薬」という認識が続かないことも考慮する

　貼付剤は一般的に、経口摂取が難しい人に用いられます。薬効が皮膚から吸収されることから、投与後に急激な血中濃度の上昇がなく、副作用の軽減につながります。また、もし副作用をはじめ何か問題が起きても、剥がすことで容易に解決することもできます。

　しかし、貼付剤を使用する人の多くが高齢者であり、かゆみや皮膚剥離といった皮膚トラブルが起こりやすいことも事実です。加えて、Aさんのような認知症の患者さんにとっては、「大事な薬」という認識が続かないこともあるため、ひと工夫して使用することも少なくありません。

貼付剤を剥がしてしまう原因は、かゆみと誤認識

　貼付剤を剥がしてしまう原因には、大きく2つが考えられます。まず1つ

目は、**貼付した部位にかゆみがある**ことです。当然のことながら、かゆみが
あれば誰でも貼付剤を剝がしてしまうでしょう。そして2つ目は、手に届く
部位や目につく部位にある貼付剤が薬剤だということを忘れてしまい、**「身体
についている余計なもの」と誤認識して除去してしまう**ということです。

貼付剤が「大事な薬」であることを家族にも丁寧に伝える

　Aさんが「このテープは外したらダメだから、自分では触らない」と言っ
ていたことから、貼付剤が大事なものであるという認識はどこかにありつつ
も、その記憶が続かないと考えられます。そのため、息子の妻には、**貼付剤
が「大事な薬剤」であるということを何度となく丁寧にAさんに伝える**こと
が大事であることを伝えましょう。

貼付剤を継続して使用できるようにひと工夫する

　少なくとも貼付剤が剝がれているのを見つけたら、すぐに貼り直すのでは
なく、まずはその部位の**皮膚の状態を観察し、認知症の患者さん自身にも搔
痒感がないかどうかを尋ねます**。

　かゆみが原因で貼付剤を剝がしてしまう場合は、**何よりもまず皮膚を保湿
します**。Aさんはもともと、年齢的に皮膚の潤いを保つ機能が低下しており、
皮膚が乾燥したり、外部刺激に敏感になったりしています。このような皮膚
に貼付剤を用いることは、いっそう搔痒感を招きます。少なくとも、同じ部
位に貼付剤を用いないことが大事ですが、加えてあらかじめ保湿をし、貼付
剤の刺激を少しでも緩和するよう努めます。

　ただし、保湿剤を塗った皮膚に貼付剤は貼りにくいため、翌日に貼る予定
の部位にあらかじめ保湿剤を塗布したり、貼付剤を剝がした後の部位に保湿
剤を塗布したりして、次に備えるということを繰り返します。このとき、貼
付剤を貼っていた部位に赤みなどの炎症を認めた場合は、医師に相談のうえ
ステロイド外用薬や抗ヒスタミン薬を用います。

　そしてもう1つ大事な点は、剝がすときです。**剝がすときには貼付剤周囲
の皮膚を押さえ、皮膚を持ち上げないよう刺激を少なくします**（図）。

　また貼付剤が薬剤だという認識がどうしても続かず、「身体についている余
計なもの」を取ろうとする場合には、できるだけ**認知症の患者さんの気にな**

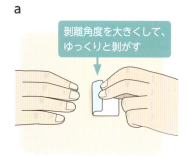
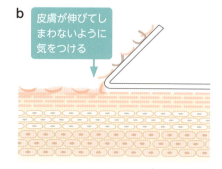

図 貼付剤を剥離するときの注意点
a：剥離時は、皮膚が伸びないようにゆっくりと剥がす。
b：強引に剥がそうとすると皮膚が伸びてダメージを受けるため注意する。

らない部位に貼付します。背中が選択肢となる場合が多いですが、睡眠や衣服の着脱でよれないよう注意が必要です。

　貼付剤はメリットが多いですが、乾燥肌になりやすい高齢者には、必ずしもそうとはいえません。特に認知症の患者さんに用いる場合、一度服用すれば済む内服薬と違い、24時間、その薬効が続くよう管理が必要です。高齢者の加齢に伴う皮膚の変化、貼付剤の特性を理解し、認知症の患者さんに確実に使用できるようにひと工夫して使用しましょう。

引用・参考文献

1）秋下雅弘. "皮膚の疾患". 老年看護 病態・疾患論. 第4版. 佐々木英忠ほか編. 東京, 医学書院, 2014, 243-4.

（西山みどり）

第 5 章

認知症患者さんへの
リハビリテーション

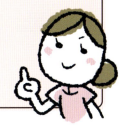

第5章 認知症患者さんへのリハビリテーション ①

29 リハビリテーションの介入・ケアを拒否するとき、コミュニケーションはどうする?

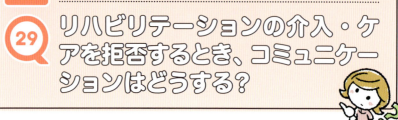

患者 80歳代、女性

背景
- 8年前にアルツハイマー型認知症と診断されました。
- 改訂長谷川式簡易知能評価（HDS-R）5点、FAST ステージ6aと、高度の認知症があります。
- 夫と二人暮らしでしたが、失語や失行の症状が出現し、自宅での生活が困難となったため3年前から施設で暮らしています。
- 簡単な会話は可能ですが、日常生活動作は介助を要し、移動はシルバーカーを押して見守り歩行をしています。

経過 患者のAさんは、施設で転倒し、左大腿骨転子部骨折と診断され、入院となりました。人工骨頭置換術が施行され、術後1週間が経過しました。「お母さん」と大きな声を出すことが時にありますが、対応すると落ち着きました。
　リハビリテーションが始まり、理学療法士が身体を起こそうとすると「やめて」と手を払いのけるようになりました。ベッドで横になっていることが多くなり、抵抗がみられたため、予定どおりに訓練が進みません。
　身体を動かそうとすると手を払いのけ、リハビリテーションを拒否します。どのように対応したらよいでしょうか？

非言語的サインをキャッチし、全人的にアセスメントする

　高齢者には、慢性の痛みや不動の痛みを含め、痛みの緩和を阻害する要因が多く存在していることを認識することが大切です。「不動の痛み」とは、自らの意思では身体を動かせない場合や、ほかの人からの要請・意図で動きを制限され動かせない状況で生じる全人的苦痛[1]のことを指します。
　特に認知症の患者さんは、痛みやつらさを言葉で表出できない場合もあります。そのため、言語的なサインだけでなく、表情やしぐさなど微細な非言語的サインを見逃さないようにキャッチすることが大切です。Aさんを全人的に捉え、目には見えない隠れた原因も考えながらアセスメントしていきま

姿勢
- 自ら姿勢を整えられない
- 不快なままの姿勢　など

移動
- 自分で動けない
- 勢いよく移動させられる
- 身体を引きずられる
　など

食事
- 自分で食べられない
- 無理強いされる　など

生活における苦痛

清潔（入浴）
- 自分で入浴できない
- 入浴できない
- 無理に入浴させられる
　など

整容
- 自らで整えられない
- 自分らしさがない
- 自分の好みでない
　など

更衣
- 自分の好みではない服
- 着心地の悪さ
- 無理に腕を引っ張られる
　など

排泄
- 自分で排泄できない
- 排泄物や陰部を見られる
- 羞恥心　など

図 認知症患者が生活援助で感じる主な苦痛（文献1より改変）

す。そのうえで、傾聴やマッサージ、体位の工夫など、==苦痛を緩和するケアを提供し、心地よく過ごせるように支援します==。薬物が適切に使用されているかどうかも検討することが必要です（図）[1]。

慢性痛や不動による全人的苦痛も念頭に置いて、観察する

　認知症の患者さんは認知機能が低下することで、痛みを認識したり、訴えたりすることが難しくなります。認知症の患者さんは「なぜ痛いのだろう」と、骨折したことを覚えていない可能性もあります。

　痛みは認知症の行動・心理症状（behavioral and psychological symptoms of dementia；BPSD）として現れることがあり、痛みが見逃されてしまうこともあるため、注意して観察します[2]。定期的に痛みを訴えるとは限りません。

　また、==身体的な痛みや急性痛だけでなく、慢性痛や不動による全人的苦痛があることも念頭に置いて観察する==ことが大切です。

第**5**章　認知症患者さんへのリハビリテーション

本人の「拒否」を受け入れ、アプローチを変えてかかわる

　患者さんにケアへの抵抗や拒否がある場合は、強く否定したり、無理強いしたりすると、より怒りや拒否を生んでしまうため、注意しましょう。無理に解決しようとせず、**まずは「拒否」を受け入れる**ことも大切です。患者さんの「いやだ」と思う気持ちを受け止めたうえで、**距離をひとまず置き、声掛けや身振り、環境への配慮など、アプローチを変えてかかわります**。

　また、マスクをしていると口元や表情がわかりにくいことがあります。そのため、マスクを外して、**にっこりと微笑み、そっと身体に触れながら、ゆっくりと穏やかな口調を意識して**声掛けをしましょう。

家族を含めた多職種チームで、痛みをマネジメントする

　看護師や医療者は、痛みや苦痛を理解されにくい認知症の患者さんの「代弁者」になる必要があります。痛みのマネジメントは、看護師だけでなく家族を含めた多職種チームでアプローチしていくことが大切です。また、**患者さんの負担を減らし、無理なく行えるところから対応を始めたり、代替案や妥協案を考えたりする**ことも大切です。「○○ということが起こったら、どうするか」という視点から、多職種チームで患者さんへのかかわり方を考えましょう。

　痛みは本人にしか感じられないため、ほかの人には伝わりにくい感覚です。しかし、痛みや苦痛は、QOLや生きる意欲へも影響を及ぼします。そのため、患者さんに寄り添いながら、アセスメントを的確に行い、対応することが必要です。患者さんの苦痛を緩和し、患者さんが心地よい生活を維持できるように、日々丁寧なケアを心掛けましょう。

引用・参考文献

1) 桑田美代子ほか. "動くことは生きること". 超高齢者の緩和ケア：EOLC for ALL すべての人にエンドオブライフケアの光を. 東京, 南山堂, 2022, 41-67.
2) 桑田美代子ほか. "超高齢者の症状マネジメント：生活を安楽にするために". 前掲書1）．118-22.
3) 後藤文夫ほか. "認知症の人の「痛み」の基本的な考え方". 認知症の人の「痛み」をケアする：「痛み」が引き起こすBPSD・せん妄の予防. 鈴木みずえほか編. 東京, 日本看護協会出版会, 2018, 38-49.

（川中子裕美）

第5章 認知症患者さんへのリハビリテーション ②

Q30 リハビリテーションの介入・ケアを拒否するとき、環境調整はどうする?

患者 60歳代、男性

背景
- 数年前に、前頭側頭型認知症を発症しました。
- 風邪を契機に誤嚥性肺炎を発症して入院となり、点滴加療を行いました。
- 食事の時間、トイレに行く時間などが決まっていました。
- 昔は仕事の後に剣道をしに道場に通い、運動をした後はバナナを食べる習慣がありました。
- 同室者のジュースを勝手に飲んでしまい、苦情が出ていました。
- 両親と3人暮らしで、兄弟はいません。

経過
　患者のAさんは、入院4日目から日常生活におけるリハビリテーションを進めていました。病棟内は歩行可能で、起床後、洗面所で顔を洗い、歯磨きを行います。歩行訓練では病棟内を1周しますが、自分で売店に行き勝手にバナナを食べてしまい売店から苦情がありました。また、集団リハビリテーションを行おうとしましたが、ほかの人と喧嘩をしてしまいます。

　さらに、リハビリテーションの時間になったため、理学療法士が「リハビリテーションの時間です。さぁ、行きましょう」と声を掛けますが、Aさんは「リハビリテーションの時間です。さぁ、行きましょう」と同じことを言うだけで、誘導しようとしても手を払いのけて拒否します。

　このように、Aさんはこだわりが強いため行動の順番が決まっていたり、自分で思うように行動したりしてしまいます。また、ほかの人ともめ事を起こしやすいため、集団リハビリテーションが進みません。どのように対応したらよいでしょうか?

脱抑制や常同行動をふまえ、本人に合わせて環境調整を行う

　前頭側頭型認知症は、脳の前頭葉と側頭葉の萎縮を特徴とする神経変性疾患で、ほかの認知症にはみない特徴的な症状を示します。記憶障害よりも、生活が変化するなかでの極度に強いこだわり、社交性の消失、反社会的な行動がみられ、徐々に自発的な言動が少なくなり、同じ言葉を繰り返すようになります[1]。

　Aさんも、ほかの人とのもめ事が多かったり、こだわりが強く行動の順番が

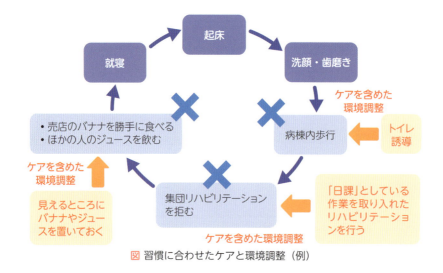

図 習慣に合わせたケアと環境調整（例）

決まっていたりするなど、前頭側頭型認知症の特徴である脱抑制や常同行動などの症状がみられます。そのため、**そういった症状をふまえたうえで、本人の行動や反応に合わせて環境調整を行い、生活を再構築する**ことが大切です。

習慣や行動パターンを把握し、日課に合わせて対応する

　Aさんには、社会的対人行動の障害や自己行動の統制障害があるため、毎日同じ「日課」で行動し、臨機応変に対応することや病院のルールに合わせた行動をうまくとれないようです[2]。また、Aさんは身体的機能に障害がなく活動に制限がないため、自由に病棟内を動けています。そのため、**本人の行動を止めようとせず、「日課」に合わせるようにして対応**します。

　Aさんのこだわりや行動のパターンをよく観察したうえで、起床後に病棟内を1周した後にそのままトイレに誘ったり、「日課」にしていることをリハビリテーションに取り入れたりします。リハビリテーションの後は部屋にバナナやジュースを置いておくことで、売店やほかの人のものを勝手に食べることもなくなる可能性があります（図）。

ニーズに合わせて環境調整を行い、ケアを心地よくする

　前頭側頭型認知症の患者さんについては、本人の行動や反応に周囲の人が

合わせながら、環境調整を行い対応することで、混乱を予防することができます。リハビリテーションの際にも医療者の価値観で行うのではなく、患者さんの習慣や行動パターンに合わせて進めることが大切です。本人のニーズに寄り添いながら、心地よくケアを受けられるように環境調整を行いましょう。

　==患者さんの行動やこだわりをよく観察し、好むことや習慣を日常に取り入れたり、別のものに置き換えてルーチン化したりする==ことが、問題行動を減らし、保たれている機能を維持することにもつながります。また、患者さんの注意が楽しい活動や生産的な行為に向き、自身が自立していて、「ほかの人から必要とされている」という感覚をもってもらえるようになります。

家族や地域の理解を得て、地域全体で対策する

　認知症の患者さんは、それまでの生活態度からは考えられない行動をとることがあります。例えば、コンビニエンスストアやスーパーで食べ物を盗む、信号無視をする、人通りの多い場所で性的逸脱行為をしてしまうなど、家族は「なんでそんなことをするのか」と驚き、ショックを受けることが多いです。

　そのような場合、家族の気持ちを受け止め、原因が認知症にあることを伝え、理解を得ることが大切です。まずは==本人の話に耳を傾けて行動を受け止め、周囲の人に説明しながら協力を得ることが大切である==と伝えます。==家族だけで抱え込まず、近所の人や警察、地域包括センターなど、地域の人たちにも協力を得ながら対応してもらう==ように提案してみましょう。

前頭側頭型認知症に特徴的な脱抑制や常同行動などの症状を理解したうえで、患者さんの「日課」に合わせて環境調整を行い、行動を阻止しないようにすることが大切です。また、家族の理解を得るとともに、地域の人たちに協力してもらいながら、本人が過ごしやすい環境になるように対策を立てて支援しましょう。

引用・参考文献

1) 太田喜久子ほか．"認知症の病態と治療"．認知症の人びとの看護．第3版．中島紀惠子監修．東京，医歯薬出版，2017，65-90．
2) 鈴木みずえほか．"中等度認知症と共に生きる人を支える"．パーソン・センタード・ケアでひらく認知症看護の扉．東京，南江堂，2018，108-15．

（川中子裕美）

第5章 認知症患者さんへのリハビリテーション③

Q31 転倒のリスクがあるとき、どのように注意してかかわる？

患者 70歳代、男性

背景
- 既往歴に、高血圧、高脂血症、アルツハイマー型認知症があります。
- アルツハイマー型認知症の進行度は、改訂長谷川式簡易知能評価（HDS-R）15点で、FASTステージ3、もの忘れがあります。
- 脳梗塞を発症し、保存的加療のため入院になりました。
- ADLは自立しています。
- 介護認定は要介護1です。週に1回デイサービスを利用していました。
- 家族背景は妻、長男夫婦と4人暮らしです。

経過　患者のAさんは入院後、内服薬治療を始めてから10日が過ぎるころには、リハビリテーションが進み、杖を使って病棟内を歩行するようになってきました。Aさんは、筋力が低下し立位でのバランスが不安定なため、歩行時にふらつきがあり、転倒の危険がありました。さらに、歩行していると廊下で道に迷い、周囲をきょろきょろと見渡すことがありました。
　ベッドの高さは低床にし、「危ないから1人で動かないでください」と何度も説明を繰り返していますが、Aさんは「わかった」と言うものの、杖も使用せずに1人で出歩きます。注意しても、「1人で歩けるから大丈夫」と聞き入れませんでした。
　歩行時にふらつきがみられ、転倒のリスクがある認知症の患者さんの場合には、どんなことに注意したらよいでしょうか？

本人の目線から移動する目的を把握し、予防対策を立てる

　まずは大切なのは、==歩く目的と転倒のリスク要因をアセスメントし、あらかじめ予防対策を検討しておくこと==です。転倒の危険性について、疾患、認知機能、運動機能などの個人的な要因と環境の要因から考えます[1]。そのうえで、患者さんの目線に立って「どこに行きたいのか」「何をしたいのか」「目的は何か」などを推察し、歩く目的を考えて予防対策を立てます。

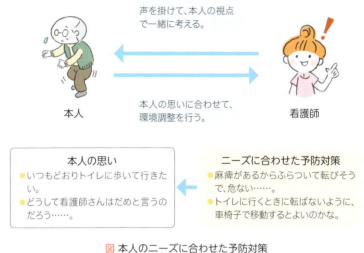

図 本人のニーズに合わせた予防対策

ニーズに合わせる工夫をして、先取りしながらケアを行う

　転倒のリスクがある場合、個人要因と環境要因を考えます。個人要因では、認知機能、身体機能の能力を評価します。

　Aさんは、もの忘れがあることや歩行時に廊下で道に迷うことから、中等度のアルツハイマー型認知症による記憶障害、注意力障害があると考えられます。Aさんが「1人で歩けるから大丈夫」と言って杖を使おうとしないのは、自分が脳梗塞による片麻痺やリハビリテーションの段階にあるいまの状況を正しく理解できていないからではないでしょうか。つまり、杖の必要性や看護師を呼ぶ必要性を認識できていない可能性が考えられます。

　次に、Aさんの歩く目的については、いつ、どこへ行き、何をしようとしているのかを推察します。その際には、Aさんが何かを感じていても、認知症のために言葉にできないこともあるということを念頭に置いてかかわりましょう。つまり、表情や行動をよく観察し、何をしようとしているのかを見極めて、目的を果たすために安全に移動ができるよう誘導するなど、先取りしながらケアを行います。活動や行動を制限するのではなく、コミュニケーション方法を工夫し、本人のニーズを把握するとともに環境調整を行い、Aさんが目的を安全に果たせるように支援します（図）[2]。

自立を支援し、安全に過ごせるよう環境調整を行う

　危ないからといって「動かないでください」と行動を抑制したり、身体拘束したりすることを考えてしまいがちですが、<mark>安全性を重視するあまり、患者さんの意思を尊重しないケアになっていないかどうかを慎重に見極める</mark>必要があります。「誰のための安全か」を念頭に置き、転倒などのリスクを回避しながら、患者さんの自立を支援し、安全に過ごせるように環境調整を行いましょう。その際にも、患者さんに「どうしたいのか」と聞いてみることが大切です。「何かお手伝いできることはありませんか」と声を掛けながら、本人のニーズに合わせて対応します[3]。

行動を抑制せずに、本人の意思を尊重しながらかかわる

　認知症のある患者さんは、危険を予測する判断能力が低下しており、転倒しやすい状況にあります。しかし、看護師は、<mark>一方的に患者さんの行動を抑制するのではなく、本人の視点で考え、意思を尊重しながらかかわる</mark>ことが大切です。リスクを回避する方法が実は「害」になり得るということ、倫理的に問題になるということを意識する必要があります。

　患者さんの意思を尊重し、ニーズに合わせて、「どうしたら安全に動けるか」と考え続けることが大切です。患者さんたちはさまざまな苦痛を抱えています。<mark>日々の丁寧なケアこそが重要であり、適切な緩和ケアにもつながる</mark>ことを意識しましょう。

「危ないから、だめ」「行動を抑制しよう」という考えになりがちですが、「誰のための安全か」「患者さんにとって何がもっとも大切なことなのか」を意識し、安全に過ごせるように環境調整を行うことが大切です。患者さんの視点で考え、本人のニーズに合わせながら行動を先取りするようなケアを行いましょう。

引用・参考文献

1) 坂野ゆかり. 認知症患者の大腿骨頚部骨折の看護. リハビリナース. 17 (1), 2024, 44-51.
2) 鈴木みずえ. "多職種チームで取り組む 排泄障害・せん妄も含めた包括的ケアとしての転倒予防ケアプログラム". 認知症plus転倒予防：せん妄・排泄障害を含めた包括的ケア. 東京, 日本看護協会出版会, 2019, 183-98.
3) 松本佐知子ほか. "認知症ケアにおける倫理". 認知症ケアガイドブック. 日本看護協会編. 東京, 照林社, 2016, 56-69.

（川中子裕美）

第5章 認知症患者さんへのリハビリテーション ④

Q32 トイレまで歩くのが難しいのに家族が期待しているとき、どう対応する？

患者 80歳代、女性

背景
- 改訂長谷川式簡易知能評価（HDS-R）は14点で中等度の認知症が認められます。機能的自立度評価法（Functional Independence Measure；FIM）は126点中52点です。
- 脳梗塞を発症して左上下肢不全麻痺が生じ、現在はリハビリテーションに取り組んでいます。
- 起居動作や立位時に、一部介助を要します。排泄は、看護師の誘導により車椅子でトイレへ移動し、排泄できています。
- 介護申請はしていません。
- 夫は数年前に他界し、60歳代の長男夫婦と3人暮らしです。同居している長男夫婦は、会社勤めのため日中は不在です。

経過
　患者のAさんは、移乗や更衣、トイレ動作などに介助を要し、おむつ内に尿失禁していることもありますが、できるだけトイレで排泄できるように看護師が誘導し、手伝っています。

　Aさんは、「家に帰ったら家族に迷惑をかけられないよね。一人でトイレに行けるようになりたいな」と話しています。その一方で、家族は「車椅子を移動させるのは大変だし、心配だから不安だ。トイレまでは歩いて行ってほしい」と言っています。

　Aさんは一人でトイレに行けるようになりたいと望んでいて、家族も同様に期待していますが、Aさんの現状ではトイレまで歩いて行くのは難しいのではないかと考えています。患者さんの現状と本人・家族の期待が乖離しているのですが、看護師としてどうしたらよいでしょうか。

本人・家族に合わせて支援体制を調整し、合意形成を図る

　Aさんと家族は「トイレに一人で行って排泄する」という目標は一致していますが、Aさんが歩いてトイレまで行くことは現状では難しいことから、移動手段に対する認識のずれがあると考えられます。Aさんは車椅子で移動し、ズボンの上げ下げなど介助が必要な状態です。また、家族は介護負担への不安から、この排泄動作も一人でできることを望んでいるのではないかと

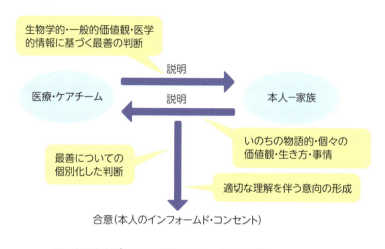

図1 意思決定プロセス（情報共有 - 合意モデル）（文献1より改変）

推察できます。このような場合、**どうしたら患者・家族の思いをそれぞれ叶えられるのかについて考える**ことが大切です。

　自宅で安全に安心してトイレで排泄できるように、Aさん自身のリハビリテーションのゴールを設定し、排泄自立に向けて必要なサービス（支援）内容を明確にしましょう。そのためには、**家族の協力体制と介護力（介護にかかれる家族の人数・年齢、健康状態、経済状況など）、また必要な社会資源についてアセスメント**します。そして、**多職種や地域を巻き込みながら、それぞれの役割を明確にし、家族の介護負担の軽減を図ります**。このようにして、**患者さんを取り巻く家族や保健医療福祉の専門家の目標が一致するように合意形成を図り、患者・家族の意思決定支援を行う**ことが大切です（**図1**）[1]。

多職種を巻き込んで、本人に必要な支援内容を検討する

　自宅で安全に安心してトイレで排泄できるように、Aさん自身のリハビリテーションのゴール設定と排泄自立に向けて必要なサービス（支援）内容を明確にします。Aさんの認知機能や運動機能をアセスメントし、できることとできないことを分析します。また、一部介助が必要か、補助具をすれば自立可能かなど、**支援内容については多職種を巻き込んで検討します**。

　看護師だけでなく、理学療法士や作業療法士の見立ても確認し、どこまで

回復が見込めるかを検討します。そして、家族の協力体制と介護力、および必要な社会資源をアセスメントし、医療ソーシャルワーカー（medical social worker；MSW）に介護申請の依頼やAさんの暮らす地域との連携、必要なサービス内容や自宅での環境調整を依頼します。

本人・家族の思いを叶えるため、あらゆる方面から考える

　看護師は、医学的な側面だけでなく、生活機能や環境因子、家族機能などについて、Aさんを取り巻く状況をあらゆる方面から考えていく必要があります。患者さんの生活機能のアセスメントでは、**国際生活機能分類（International Classification of Functioning Disability and Health；ICF）を利用して、「健康状態」「心身機能・身体構造」「活動」「参加」「環境因子」「個人因子」などを把握する**ことも有効です（図2）[2]。

　その一方で、「Aさんが自宅で安全に安心してトイレで排泄できるようにし

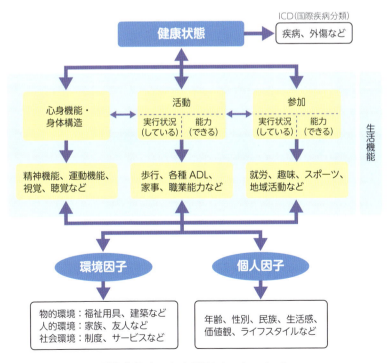

図2 国際生活機能分類（ICF）を利用したアセスメント （文献2より改変）

て、家族の思いを叶えるには、どうしたらよいのか」と考え続けることが大切です。家族は、「日中は不在になるため、もし一人で歩いて転んでしまったら、どうしよう」と考えていたり、まったく別のこと考えていたりする場合があります。実際に話を聞いてみないとわからないこともあるため、家族が抱えている真のニーズを引き出すことも必要です。そのため、多職種カンファレンスなどでＡさんにとって最善と考えられることを話し合い、家族に提案します。看護師は、Ａさんを取り巻く家族や保健医療福祉の専門家の目標が一致するように合意形成を図ります。

退院後の生活も見据えながら、外来や地域と連携を図る

　患者・家族にとって、入院というイベントは危機的状況をもたらすことがありますが、入院をきっかけとして、健康状態を見直したり、必要なサービスや地域とつながることもできます。また退院時には、患者・家族に今後うまく生活していけるだろうかと不安をもたらすこともあります。

　そのため、どのようなリハビリテーションが患者さんにとって最適かを退院前に話し合い、退院後はサービス移行がスムーズになるようしっかりと準備しておくことが大切です。例えば、医療保険や介護保険を利用して外来リハビリテーションや通所リハビリテーション（デイケア）、通所介護（デイサービス）、訪問リハビリテーションなどを退院後も継続して受けられることを患者・家族に伝えると、不安が解消することもあります。退院後も患者・家族が安心して過ごせるように、外来や地域へ情報をつなぎ、日ごろから継続した支援体制を整えておきましょう。

　以上をふまえたうえで、本ケースの場合では、Ａさんには「車椅子で一人でトイレに行き、家族に介護の負担がかかることを減らし、退院後はリハビリテーションを受けて排泄自立を目指す」ことをひとまずの目標にしてもらうことが考えられます。また家族には、医療保険や介護保険を利用し、Ａさんが車椅子で一人でトイレに行った後は介護福祉士などに排泄支援をしてもらうことで家族の介護の負担が軽減することを伝え、不安の解消を図ります。そのうえで、退院後の目標を「Ａさんが車椅子でトイレまで一人で行って、介護福祉士などによる介助を受けながら排泄し、排泄自立に向けてリハビリテーションを受けること」とすることに合意してもらえるように、患者・家族の意思決定を支援することもできると考えられます（図3）。

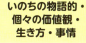
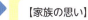

図3 車椅子移動と排泄自立に向けた意思決定支援と合意形成（例）

　Aさんの望む生活が叶えられるように、Aさんを取り巻く家族や保健医療福祉の専門家が目標を一致させられるように合意形成を図りましょう。また、退院後の生活も見据えて、外来や地域と連携し、患者・家族それぞれが必要としている介入ができるように、日ごろからサポート体制を構築しておきましょう。

引用・参考文献

1) 清水哲郎. "看護管理者のための倫理". 看護管理者のための 臨床倫理・組織倫理入門：スタッフの倫理的感受性を育てる 多職種カンファレンスを進め倫理的ジレンマを解決する. ナーシングビジネス2021年春季増刊. 大阪, メディカ出版, 2021, 30-89.
2) 厚生労働省. 生活機能分類の活用に向けて：共通言語としてのICFの教育・普及を目指して. https://www.mhlw.go.jp/stf/shingi/2r9852000014cnf-att/2r9852000014cow.pdf（2025年1月閲覧）
3) 辻陽子. 認知症の人の家族ケアのポイントはH・O・T・A・T・E. 臨床老年看護. 30（4）, 2023, 79-83.
4) 鈴木みずえ. "身体的治療を受ける認知症高齢者に対応する際に知っておくべきこと". パーソン・センタードな視点から進める 急性期病院で治療を受ける認知症高齢者のケア：入院時から退院後の地域連携まで. 東京, 日本看護協会出版会, 2013, 44-70.

（川中子裕美）

第5章 認知症患者さんへのリハビリテーション ⑤

Q33 認知機能の低下を緩やかにするリハビリテーションには、どのようなものがある？

患者 80歳代後半、男性

背景
- 5年前にアルツハイマー型認知症の診断がつきました（ミニメンタルステート検査〔MMSE〕12点）。
- 1年前に転倒し左手首を骨折しましたが、手術で軽快し、現在は生活に支障はありません。
- 週2回のデイサービスを利用しながら、妻と2人暮らしをしています。
- 庭いじりが大好きで、小学校の教員をしていたころより校内の花壇を子どもたちと一緒に作り、デイサービスに行かない日は自宅の庭に季節の花を植え育てていました。

経過 　患者のAさんはアルツハイマー型認知症の診断がつく以前より、花作りが生きがいでした。しかし、1年前に自宅の縁側から庭へ出ようとした際につまずき、左手首を骨折しました。術後は生活に支障がないまでに回復しましたが、この転倒を機に妻は、Aさんが庭に出るのを恐がり、「また転んだらダメだから」「今度は足を骨折したら大変なことになるから」と、Aさんを制しています。
　Aさんは言葉の出にくさもあり、妻の言うことに反論はせず、注意を受けると庭には出ないようにしています。しかし、だんだんと活気がなくなり、テレビをつけていてもうたた寝をしていることが増えています。妻からは、「やっぱり庭いじりを取り上げたらダメなのね。でも転んだら怖いし……」という言葉が聞かれます。
　だんだんと認知機能や精神活動が低下しているAさんに対し、これから看護師としてどうかかわればよいでしょうか？

1日でも長く豊かに生活することを目標にする

　転倒すると、その後はできるだけ歩かないようにしてもらう（最悪の場合は身体拘束の対象になる）、食事でむせると、その後は食事形態を下げられてしまう（最悪の場合は禁食になる）といった事象は、認知症の患者さんへの対応でよくみられるのではないでしょうか。
　このように、一度うまくいかなかっただけで行動を制限してしまうと、簡

単に日常生活動作そのものや、生活における楽しみが奪われてしまいます。認知症は原因となる疾患があり、その病態に伴い進行することが多いですが、先のような不適切な対応があると、より認知機能の低下を招いてしまいます。そのため、認知症の患者さんの認知機能をアセスメントし、ご本人の残された能力が最大限活かせるよう環境を整えながら、1日でも長く豊かに生活することを目標にしてかかわりましょう。

会話に集中できる環境を整え、希望を丁寧に尋ねる

患者さんには、そのときの思いも尋ねるようにします。その際は、言葉が出にくいことから、言葉を理解する能力も低下している可能性があるため、会話に集中できる環境を整え、短い言葉で、ゆっくり、具体的に尋ねます。

例えば、「毎日、楽しいですか」「テレビは面白いですか」「したいことはありますか」「庭に出るのは恐いですか」「花を触りたいですか」といった感じです。もちろん、矢継ぎ早に尋ねず、答えを待つという姿勢も大事です。

介護者の不安を傾聴しながら、患者さんの希望を代弁する

Ａさんが再び転倒し、骨折部位によっては寝たきりになってしまうかもしれないと、介護者である妻が不安を抱くことは当然のことです。そのため、ここではまず妻の不安を肯定することが必要です。

そのうえで、Ａさんにとって庭いじりをすることは、生活のなかの楽しみであり、精神活動を活性化させ、ひいては認知機能低下を緩やかにする可能性があるということを丁寧に伝え理解してもらいましょう。

うまくできているかより、楽しめることを優先する

再びＡさんに庭いじりをしてもらうとなった場合、まずは前回、何が原因で転倒を招いたのかを分析し、できる対策を先にしておきます。例えば、高齢者に多い履物が原因であった場合、踵のある靴をきちんと履いてから出るように勧めます。段差が原因であった場合は、解消します。そして庭いじりを再開した後は、何よりＡさんが楽しめているか、妻の不安が軽減しているかを観察することが大事です。

第5章　認知症患者さんへのリハビリテーション

表 非薬物療法と期待される効果 (文献1より作成)

非薬物療法	方法・内容	期待される効果
回想法	●テーマに沿い、例えば若いころの苦労話や自慢話をしてもらい、共感を得る。	●認知機能（記憶）を高める。 ●感情や自発性を高める。
リアリティ・オリエンテーション	●基本的な情報（氏名、場所、曜日、時間など）を繰り返し提供する。	●認知機能（見当識）を高める。
認知リハビリテーション	●音読　●書き取り ●ドリル　など	●認知機能（記憶、注意力、言語力など）を高める。
有酸素運動	●水泳 ●ウォーキング	●心肺機能を改善する。 ●脳血流量を向上させる。 ●不安・抑うつを改善する。
音楽療法	●音楽鑑賞　●楽器演奏　●歌う	●感情や自発性を高める。
園芸療法	●花や野菜を育てる。	●感情や自発性を高める。
臨床美術	●絵を描く。	●感情や自発性を高める。
アニマルセラピー	●動物と触れ合う。 ●動物の世話をする。	●感情や自発性を高める。

　Aさんが楽しめていれば、それがうまくできていなくても見守ること、もっとこうしたらよいと横から手を出し過ぎないことも重要です。加えて、認知症の患者さんにとって楽しくない活動はストレスとなり、特にアルツハイマー型認知症のような神経変性疾患の患者さんには、認知機能に悪い影響を及ぼしかねません。これまで慣れ親しみ楽しんでいたことだからと、**無理やり続けてもらうのは逆効果の場合もある**ことを覚えておきましょう。

本ケースで紹介した園芸療法以外にも、認知機能低下を緩やかにする非薬物療法はいくつかあります（表）[1]。認知症の患者さんの認知機能や意向に応じ、「楽しい」と前向きになれる活動を取り入れていくことが大切です。

引用・参考文献

1) 西山みどり. これで安心！認知症患者へのケアポイント. CandY Link：臨床看護のeラーニング. メディカ出版. https://clpr.medica.co.jp/（2025年1月閲覧）

（西山みどり）

第5章 認知症患者さんへのリハビリテーション ⑥

Q34 重度認知症でリハビリテーションを行う意義・目的は？

患者	80歳代後半、男性
背景	●アルツハイマー型認知症の診断を受け、10年が経過しました。誤嚥性肺炎で入退院を繰り返しています。 ●入院するたびに言語によるコミュニケーションが難しくなっており、声を掛けると視線が合い「おはよう」と返答はありますが、それ以外の言葉でのコミュニケーションが難しい状況です。 ●現在、日常生活動作は全介助、認知症高齢者の生活自立度 ランクⅣです。 ●妻（70歳代後半）が、Aさんの介護をしてきました。 ●誤嚥性肺炎を起こし、急性期治療を受けるために入院となりました。 ●点滴の針を刺すときや、処置の際には顔をゆがめ、看護師の手を振り払います。
経過	患者であるAさんの誤嚥性肺炎は抗菌薬の投与にて改善し、経口摂取が始まりました。ベテラン看護師が、バイタルサインを測定するために新人看護師と一緒にAさんのベッドサイドに訪床したところ、理学療法士によるリハビリテーションが行われていました。そのとき、新人看護師から「重度の認知症の患者さんにリハビリテーションをする目的は何ですか？」と尋ねられました。ベテラン看護師は、リハビリテーションをすることに意味はあると思ってはいるものの、新人看護師にうまく説明ができず困ってしまったといいます。 　重度の認知症の患者さんにリハビリテーションをすることには、どのような意義・目的があるでしょうか？

本人の能力を維持・増進し、QOLの維持・向上を図る

　Aさんは認知症発症から10年が経過し、日常生活機能の低下、コミュニケーション能力の低下をきたした重度認知症という状態にあります。しかし、快・不快などの情緒面の表出能力はあり、嫌なときには看護師の手を振り払う意思や運動機能は維持しています。まず、そのことを新人看護師と共有し、Aさんがもっている能力に着目できるようにしましょう。

　重度認知症では多くの日常生活動作に介助が必要となりますが、「**患者さんの残存する能力にはどのようなものがあるのか**」という視点をもち、その能

力を維持・増進するために、リハビリテーションを行います。その際のリハビリテーションの効果の指標は、身体機能の客観的データだけでなく、痛みなどの身体症状、快・不快などの情動表出にも焦点を当て、QOLの維持・向上を介入の効果指標とすることも重要であるといわれています[1]。

意識的に関節を動かし、「不動の痛み」を緩和・予防する

　自らの力で身体を動かすことが難しくなると「動けない状態」になるため、血流障害や感覚異常で生じる皮膚・関節・骨格筋に痛みが生じます。これが「不動の痛み」と呼ばれるものです。漫然と寝かせきりにしてしまうと、身体を動かさないことから不動の痛みが生じ、本人にとっては非常に苦痛な状態となるため、気をつけましょう。

　自分で身体を動かすことが難しい場合には、介護者（あるいはケア提供者）が意識して関節を動かし、他動的な運動を取り入れることが重要です。リハビリテーションは、新たな痛みや苦痛を生じさせずに「不動の痛み」を緩和するという点で大変重要です。

　このように考えると、私たち看護師には「不動の痛み」を防ぐ役割があるということを、新人看護師に理解できるように説明するのもよいでしょう。

介護者の精神的な負担を軽減し、スキル向上にもつなげる

　関節拘縮をきたし「不動の痛み」が生じると、患者さん本人は日常的な介護で動かされるたびに苦痛を感じますし、介護者にとっても精神的な負担となってしまいます。また、股関節や膝関節の廃用性変化により拘縮をきたすことで、おむつ交換などのケアの負担が増大し、介護者1人で実施することが困難になるかもしれません。多職種でリハビリテーションにかかわることで日常的に関節拘縮を防ぐとともに、介護者は多職種のかかわり方を学びケアのスキルを向上させられるため、非常に有意義であると考えます。

多職種によるリハビリテーションの目的と方法を検討する

　患者さんの認知機能、日常生活動作（activities of daily living；ADL）、手段的日常生活動作（instrumental activities of daily living；IADL）を客観的

114

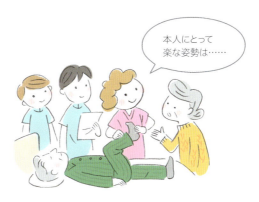

図 リハビリテーションを検討する多職種チーム

（吹き出し：本人にとって楽な姿勢は……）

に把握するとともに、その患者さんが発している非言語のメッセージである身体のこわばり、動き、表情などから、痛み、心地よさなどを捉えます。その際には、これまでの病気や老化の影響、生活背景の情報を得て、推察していくことも必要です。

　対応に苦慮するような怒り、興奮、大声や拒否などは、痛みを示唆している可能性がありますし、そのときには脈拍・血圧などに変調をきたしているかもしれません。患者さんが言葉で「痛い」と言って痛みを表出しなかったとしても、==表情や身振り・手振りなどから変化をキャッチし、苦痛を推察します==。また、妻からAさんの快・不快の表現方法、どのような姿勢（ポジション）が楽なのか、嫌なのかなどを教えてもらうのもよいでしょう。

　そのうえで、==多職種で患者さんの情報を共有しながら、本人にとってよりよいリハビリテーションの意義・目的と方法について検討する==ことが大切です（図）。新人看護師には、このように多職種が情報を共有し、意義・目的を確認し、協働してリハビリテーションを実践することの重要性と必要性を話して理解を促すのもよいかもしれません。

看護師として、苦痛を察し、予防するという姿勢をもつ

　最後に、「重度認知症になったらリハビリテーションをしない」という考え方の根底にある看護師や介護者自身の価値観に気づくことが必要です。新人看護師は重度認知症の患者さんのリハビリテーションを継続することに疑問

をもつのは、なぜでしょうか。知識不足も要因かもしれませんが、最期まで苦痛なく過ごすことは多くの人が望む当たり前のことであることを新人看護師には伝えましょう。言葉で表現することが難しくなりつつある重度認知症の患者さんだからこそ、私たち**看護師がその人の苦痛を察し、予防するという姿勢をもち続ける**ことが大切だと考えます。

重度認知症の患者さんのリハビリテーションは、その患者さんがもつ機能の維持・増進、そして苦痛の予防および緩和のために必要です。本人が発するメッセージ、家族からの情報などをもとに、その患者さんのQOLを軸として多職種で考え、実践することが求められます。

引用・参考文献

1) 田中寛之. 中等度・重度認知症のリハビリテーション：評価と介入に対する考え方. 日本老年療法学会誌. 2, 2023, 1-8.
2) 田中隆之. "根拠に基づいた認知症のリハビリテーション評価：中等度・重度認知症". Evidence Basedで考える 認知症リハビリテーション. 田平隆行ほか編. 東京, 医学書院, 2019, 56-62.
3) 日本緩和医療学会. "モジュール3". ELNEC-J高齢者カリキュラム指導者用ガイド. 2024. https://www.jspm.ne.jp/seminar/elnecj/index.html（2025年1月閲覧）

（原田かおる）

第 6 章

認知症患者さんへの食支援

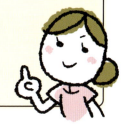

第6章 認知症患者さんへの食支援 ①

Q35 食事したのに「食べていない」と言うとき、どう対応する？

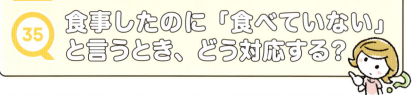

患者 70歳代後半、男性

背景
- アルツハイマー型認知症、2型糖尿病（内服コントロール中）です。
- 義歯を装着すれば、家族と同じものを食べることができます。
- デイサービスを利用しながら、長女夫婦と在宅で過ごしています。

経過 患者のAさんは、3食家族と同じメニュー、同じ量を食べているのに食後2～3時間程度で「食事はまだか」と長女に尋ねることが増えてきました。食事した後であることを説明しても納得せず、「食べていない」と言ってイライラした様子がみられることがありました。間食をすればある程度落ち着くため、本人の好きな菓子パンなどを食べさせるようになりました。
　食事以外に食べる量や回数が増えて、このままでは糖尿病を悪化させてしまうのではないかと心配です。どのように対応すればよいでしょうか？

「過食」は初期のアルツハイマー型認知症でよくみられる

　食べたことを忘れてしまい、そのため食事の量や回数が多くなってしまう**「過食」は、比較的初期のアルツハイマー型認知症においてみられる症状です**。アルツハイマー型認知症では、Aさんのように食物認知や摂食行動の問題である先行期障害（図）が初期から認められる一方で、それ以外の嚥下機能には問題が生じにくいのが特徴です[1]。嚥下機能そのものに問題がなければ、本人の好きなものを好きなときに食べてもらってよい場合もあるでしょう。しかし、今回のように**過食が健康問題に発展するレベルであれば、何らかの対応策が必要になります**。

本人が「食事をしていない」と感じる理由をまずは把握する

　過食の原因として主なものは、中核症状である記憶障害や満腹中枢の障害であると考えられます。ですので、**まずは「本人が食事をしていないと感じている理由」を把握する**必要があります。「空腹感があるわけではないが食事

1. 先行期　　2. 準備期（咀嚼期）

3. 口腔期　　4. 咽頭期　　5. 食道期

1	先行期	食物を目で見て認識し、口へ運ぶ（捕食）。
2	準備期	捕食した食物を咀嚼し、唾液と混ぜ合わせて飲み込みやすい状態にする（食塊形成）。
3	口腔期	舌の動きにより、食塊を口腔から咽頭へ送り込む。
4	咽頭期	嚥下反射により、食塊を咽頭から食道へ送り込む。
5	食道期	食道の蠕動運動により、食塊を胃へ送り込む。

図　摂食嚥下の5期モデル

を食べたという記憶が残っていない」、または「食べたことを覚えている、いないにかかわらず空腹を感じている」といった、**本人にとっての事実を確認しましょう**。

否定せず、食べたことを認識できるよう援助する

　認知症の患者さんが食べたことを覚えていない場合、記憶に残っていない以上は、それが本人にとっての事実です。「もう食べたでしょ」と事実の否定をするのではなく、**食べたことを認識できるように援助しましょう**。具体的には、食べた後の食器を次の食事まで目に見えるところに残しておく、1日のスケジュール（食事時間）を示し、現在の時刻や次の食事時間を伝えるなどの方法があります[2]。

補食を少しするだけで、空腹感が落ち着くこともある

　空腹感が主な原因である場合、1日3回の食事だけで満足させようとするのではなく、1日の総摂取カロリーが適正範囲に保たれるように調整しながら補食を行いましょう。本ケースでは、**血糖値と口腔内環境に配慮してローカロリーなものやノンシュガーのものをつまめるようにする**とよいでしょう。何かを少しだけ食べることで落ち着き、食事を食べていないことが気にならなくなる場合もあります[3]。

　本ケースに限ったことではありませんが、「なぜそのような訴えをするのか」「本人にとっての事実はどのようなものか」をアセスメントすることが肝要です。そのうえで、どこまでを許容し対応していくかは、本人の意思とそれを支える家族の気持ちに寄り添い、変化する状況に応じて検討する必要があるでしょう。

引用・参考文献

1) 野原幹司. "アルツハイマー型認知症:「食べない」認知症". 認知症患者さんの病態別食支援:安全に最期まで食べるための道標. 大阪, メディカ出版, 2018, 16-37.
2) 枝広あや子. "認知症の人の「食」に関する相談事例". 認知症plus「食」を支えるケア:食事介助のコツから栄養ケア・口腔ケアまでわかるQ&A44. 東京, 日本看護協会出版会, 2022, 172-3, ([認知症plus]シリーズ).
3) 菊谷武. "ちゃんと食べたのに、食べていないというのですが…". 絵で見てわかる 認知症「食事の困った!」に答えます. 東京, 女子栄養大学出版部, 2015, 88-9.

（岡村かのこ）

第6章 認知症患者さんへの食支援②

Q36 摂食嚥下障害には、どのようなアプローチが必要？

患者	90歳代前半、女性
背景	● 10年以上前に、アルツハイマー型認知症と診断されました。 ● 徐々にADLが低下し、在宅での生活が困難となったため、施設に入所中です。現在はほぼ全介助となっています。 ● 食事は嚥下調整食4（箸で切れて容易に噛める程度にやわらかいもの）、主食を全粥として全介助で摂取しています。
経過	患者のAさんは、数ヵ月前から食事摂取時にむせることが増えました。特に食事の後半でむせが頻回にみられるため、途中で摂食を中止しなければならないことが多く、体重が減ってきていました。家族からは「食べることが好きな人なので、できるだけ口から食べてもらいたい」という希望がありました。 　認知症の患者さんの摂食嚥下障害に対して、機能改善を目指してリハビリテーションを行うことは可能でしょうか。また、リハビリテーション以外にどのような援助が考えられるでしょうか？

機能改善ではなく、安全に食べられるための支援を考える

　嚥下リハビリテーションは、主に脳卒中の患者さんを対象として発展してきました。脳卒中の嚥下障害は、急性期を脱すれば基本的に再発しない限り症状が悪化することはありません。それに対して、認知症による嚥下機能低下は、進行性疾患による不可逆的なものが大半です。それ以外にも訓練の指示がうまく入らない、訓練に対する意欲の低下により継続が困難であるといったさまざまな要因から、**基本的に機能改善を目的としたリハビリテーションの適応にはなりません**[1]。

　しかし、認知症による嚥下機能低下に対してできることが何もないわけではありません。**食形態の調整や食事摂取時の姿勢調整といった食支援を行うことで、安全な摂食を続けられるようにしましょう。**

121

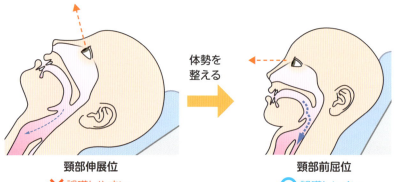

図 誤嚥をしにくくする姿勢への調整

覚醒を促して姿勢を調整し、食べるための環境を整える

　安全に食べるためには、まずしっかり覚醒してもらう必要があります。食事前に車椅子に移乗する、口腔ケアを行うなど、**覚醒を促し、食事に意識を向けられるように援助しましょう**。食事のときの姿勢も誤嚥予防には大切なポイントです。特に頸部が後屈した姿勢では、嚥下に不利なだけでなく口腔と気道が直線になるため、誤嚥リスクが高くなります（図）。**クッションなどでしっかり頸部を支え、軽く顎を引いた姿勢になるように調整しましょう**[2]。

食形態の調整や増粘剤の利用により、食べやすくする

　噛む力、飲み込む力が低下している場合、食形態の調整により著明な効果が得られることが多いです。やわらかい食材を選ぶ、口の中でつぶしやすくなるまで加熱する、あんをかけたり油分の多いもの（マヨネーズなど）とあえたりして飲み込みやすくするといった工夫をしてみましょう。
　また、とろみのついていない水分は嚥下のタイミングを合わせることが難しく、特に摂食に集中できなかったり傾眠があったりする場合には誤嚥リスクが高くなります。水分には増粘剤を付加することで対応しますが、本ケー

スのように食事の後半にむせが増えるのはお粥の離水（唾液とでんぷんが混ざって水分が出てくること）が原因である可能性が考えられます。この場合は、摂食開始前にお粥に増粘剤を混ぜることで離水を予防しましょう。

「安全に食べられなくなったらどうするか」を話し合う

　認知症は進行すると、やがて「何を食べても誤嚥する危険性が高い」状態まで嚥下機能が悪化します。そうなると、食支援の当初の目的であった「安全に食べること」を維持することは困難になります。ひとたび誤嚥性肺炎を発症してしまうと、入院先では経口摂取が禁止されることも予測されます。例えばそうなったときに肺炎のリスクを理解したうえで、最期まで口から食べるのか、経管栄養などの代替栄養を導入するのかといった対応について、できるだけ早いうちから家族や本人に情報を提供し、意向を確認しておきましょう。

　認知症による嚥下機能低下を訓練で回復することは困難です。しかし、それは決して「食べることができなくなる」ことと同義ではありません。食支援の幅は広く、1つの方法で効果が得られないことは珍しくありませんし、同じ方法でずっとうまくいくとも限りません。症状は日々変化していくため、そのときに必要なケアを提供できるよう摂食状況を注意深く観察し、安全な摂食のためにさまざまな方法を試みるようにしましょう。

引用・参考文献
1) 野原幹司. "はじめに：施設や在宅の食の現状". 認知症患者さんの病態別食支援：安全に最期まで食べるための道標. 大阪, メディカ出版, 2018, 1-14.
2) 清水充子. "摂食嚥下障害への介入：姿勢調整". 摂食嚥下リハビリテーション. 第3版. 出江紳一ほか編. 才藤栄一ほか監修. 東京, 医歯薬出版, 2016, 221-5.

（岡村かのこ）

第6章 認知症患者さんへの食支援 ③

Q37 認知症治療薬による嚥下機能・食行動への影響は、どうする？

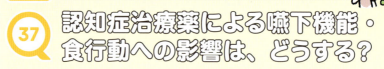

> **患者** 70歳代前半、男性
>
> **背景**
> - レビー小体型認知症と診断されました。
> - 1年前から、便秘や、身体が前傾し歩幅が狭くなるなどの身体症状が出現し、「家の中に知らない人がいる」などの幻視がみられました。
> - かかりつけ医の診療を受けながら在宅で介護されていましたが、座位をとることが困難になり食事も摂取できなくなったため、入院しました。
> - 発話は不明瞭ですが、問い掛けの内容は理解しており、会話も可能です。
> - 妻と2人暮らしで、娘は結婚して遠方に住んでいます。
>
> **経過**
> 　患者のAさんは、短期間で日常生活動作（ADL）が低下し、起き上がりや座位保持にも介助が必要な状況だったので、ほぼすべての時間をベッド上で臥床して過ごしています。食事を自力で摂取できず、介助があっても飲み込むのに時間がかかります。そのため、経口での栄養摂取量が少なく、毎日点滴を受けています。内服薬は口腔内崩壊錠（OD錠）が処方されており、なんとか服用できています。短期間でADLが低下してしまい食事を十分にすることができず、経口での栄養摂取量が少ないため点滴をしています。認知症治療薬が嚥下機能・食行動に影響しているかもしれませんが、どのように対応するのがよいでしょうか？

終末期を見極めるために、経口摂取ができるか評価する

　終末期になると、どのようなタイプの認知症であっても身体機能が低下するため、嚥下機能が低下し、誤嚥を繰り返すようになります。経口摂取量が少なくなると、生命維持のために人工的な水分・栄養補給法を導入するかどうかの検討が増えます。身体機能の低下に続き、意識レベルの低下などがみられるようになった場合には、終末期にあるかどうかを見極めながら看取りも含めた対応が必要です (表1)[1]。

　Aさんは身体機能が低下し食事量も減少していますが、意識レベルは低下していません。また、発話は不明瞭ですが会話もできるので、まずは経口摂取できるか評価し、終末期にあるかを見極める必要があります。

表1 認知症「終末期」の判断基準（文献1より改変）

1）生活機能の低下→ADLはほぼ全介助
- 着座能力の消失、寝返りができない。
- 食事：経口摂取量の減少（基礎代謝量〔20.7kcal/kg×体重〕以下、死亡数日前には1〜数口／日）。
- 睡眠：1日の中で覚醒している時間はわずか。
- 言語：意味のある会話が困難（臨終時に、昏迷・昏睡）。

2）上記に加えて、以下の1つ以上が該当（ケアがよいと、合併症は該当しないこともある）
- 6ヵ月間で10％以上もしくは1ヵ月で5％以上の体重減少。
- 血清アルブミン値が2.8g/dL未満。
- 合併症：誤嚥性肺炎、尿路感染症（腎盂腎炎）、敗血症、褥瘡、繰り返す発熱のいずれかのリスクが高まる。

現病歴から経過を確認し、ADLが低下した原因を考える

まずは、「そもそもなぜ日常生活動作（activities of daily living；ADL）が低下したのか」について現病歴から丁寧に確認します。Aさんの場合はレビー小体型認知症だったため、例えばパーキンソニズムの症状が進行したのか、急激にADLが低下するような既往歴のエピソードがあるのか、服用している薬剤の影響はないのかなど、家族から現病歴に関する情報を得ます。

本ケースでは、歩きにくさが出現したときに抗パーキンソン病薬（ネオドパストン®配合錠L、トレリーフ®OD錠）の服用を開始しましたが、そのころは毎日40分間ほどのウォーキングができていたそうです。しかし、幻視が顕著になってきたことから、かかりつけ医が抗認知症薬（ドネペジル塩酸塩OD錠）を処方したところ、徐々にADLが低下したということがわかりました。

副作用の影響に気をつけながら、薬剤の効果を観察する

認知症の患者さんには原則的に非薬物療法で対応しますが、認知機能とQOLの維持を目的として抗認知症薬を使用することがあります。また、睡眠障害、不安、怒りっぽさ、妄想などの症状に対しては、向精神薬が用いられる場合もあります。

本ケースでは、幻視を改善するために抗認知症薬が処方されていましたが、

第6章 認知症患者さんへの食支援

125

表2 嚥下機能・食行動に影響を及ぼす薬剤 （文献2より改変）

	分類
認知機能低下を引き起こす可能性がある薬剤	中枢性降圧薬、α遮断薬、β遮断薬、睡眠薬・抗不安薬、パーキンソン病治療薬、てんかん治療薬、抗ヒスタミン薬など
椎体外路障害を引き起こす可能性がある薬剤	抗精神病薬、抗認知症薬、抗うつ薬、消化管機能改善薬、てんかん治療薬
食欲不振を引き起こす可能性がある薬剤	非ステロイド性抗炎症薬（NSAIDs）、便秘薬、パーキンソン病治療薬、抗うつ薬、ビスホスホネート、睡眠薬・抗不安薬、抗精神病薬など
嚥下機能低下を引き起こす可能性がある薬剤	抗精神病薬、抗うつ薬、睡眠薬、抗不安薬、パーキンソン病治療薬、ステロイド薬、筋弛緩薬、利尿薬、抗コリン薬、抗ヒスタミン薬、抗がん薬など
口腔乾燥を引き起こす可能性がある薬剤	抗精神病薬、抗うつ薬、消化管機能改善薬、睡眠薬、抗不安薬、筋弛緩薬、利尿薬、抗がん薬、抗コリン薬、抗ヒスタミン薬、抗不整脈薬など
便秘を引き起こす可能性がある薬剤	制吐薬、抗コリン薬、抗精神病薬、抗うつ薬、パーキンソン病治療薬、オピオイド、化学療法薬、利尿薬、止痢薬、鉄剤など

　介護者である妻は「服用開始後も幻視は続いていたが、だんだん身体が弱ってきて幻視の訴えはなくなった」と話したそうです。このことから考えられるのは、処方された抗認知症薬には「幻視を改善する」という目的どおりの効果がみられず、動作が鈍くなるといった薬剤性の椎体外路症状が副作用として強く出現していた可能性があるということです。つまり、薬剤性の副作用により「あたかも幻視が改善されているかのように判断されていたのではないか」と考えられるのではないでしょうか。

　薬剤によって起こるさまざまな副作用 **(表2)** [2] により身体機能が低下すると、認知症の行動・心理症状（behavioral and psychological symptoms of dementia；BPSD）が改善したかのようにみえることがあります。そのような場合、薬剤の効果として症状が改善したと判断され、薬剤の使用が漫然と継続されるという危険性があります。レビー小体型認知症の患者さんは薬剤に過敏になりやすいという特性がありますが、副作用が強く出やすくなるという薬剤感受性の影響に注意しながら、薬剤の効果を適切に観察することが重要だとわかります。

適切に観察したうえで、医師に薬剤の調整を相談する

　認知症は脳の不可逆的な変化なので、認知症の進行に伴って出現する身体機能や嚥下機能の低下は改善しづらいですが、**薬剤による影響である場合はそれを調整することによって身体機能や嚥下機能が改善することもあります**[3]。そのため、**状況を注意深く観察したうえで、薬剤の調整を医師に相談する**ことが大切であるといえます。

　Aさんはその後、医師と相談しながら抗認知症薬を漸減することで、徐々に身体を動かせるようになり、自ら食事を摂取できるようになりました。副作用が改善すると幻視の症状を訴えることが増えることも考えられますが、そのような場合は環境調整などの非薬物療法で対応します。

　認知症の患者さんが食事を摂取できなくなってきた場合は、まず終末期なのかを見極める必要があります。そして、身体機能、嚥下機能の低下が認知症の進行によるものか、その他の要因が影響しているのかなどを考慮しながら、現病歴から経過を丁寧に確認していきます。
　レビー小体型認知症のように薬剤の影響を受けやすい場合は、鎮静作用のない薬剤でも錐体外路症状などで食事行動に影響を及ぼすことがあります。自身が勤務する病院で使用する薬剤にどのようなものがあるのかを知り、薬剤がどのようにその人に効いているのか的確にアセスメントしたうえで、薬剤の調整が必要かどうかなど医師に相談するように心掛けましょう。

引用・参考文献

1) 山田律子. "認知症の人の日常生活行動への看護プロトコル：食事の看護". 認知症の人の生活行動を支える看護：エビデンスに基づいた看護プロトコル. 高山成子ほか編. 東京, 医歯薬出版, 2014, 34-9.
2) 溝神文博ほか. 在宅医療で遭遇しやすい薬剤起因性老年症候群の原因薬の一覧. 厚生労働科学研究費補助金 長寿科学政策研究事業 薬学的視点を踏まえた自立支援・重度化防止推進のための研究（22GA1005）研究班編. 2024. https://www.ncgg.go.jp/hospital/kenshu/organization/documents/20240308_kusuri.pdf（2025年1月閲覧）
3) 野原幹司. "食に関わる薬剤". 認知症患者さんの病態別食支援：安全に最期まで食べるための道標. 大阪, メディカ出版, 2018, 111-25.

（西 千亜紀）

第6章 認知症患者さんへの食支援 ④

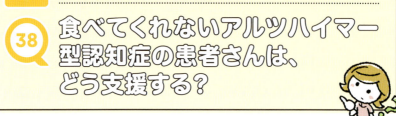

Q38 食べてくれないアルツハイマー型認知症の患者さんは、どう支援する？

患者 80歳代前半、女性

背景
- アルツハイマー型認知症、ミニメンタルステート検査（MMSE）2点、FASTステージ6で、重度の認知機能低下があります。
- 3年前からもの忘れが激しくなり、徐々に家事もできなくなり、現在は日常生活のほとんどに声掛けや介助を要します。歩行はふらつきが強く、車椅子を使用しています。
- 言語的なコミュニケーションでは、簡単な会話が可能です。
- 夫は10年前に他界し、1人暮らしです。

経過 　患者のAさんは、普段からケアに対して拒否することが多く、入浴時やおむつを交換する際などは介護者をつねる、たたくなどの行動がみられていました。食事は何とか自力で摂取していましたが、最近は食事をほかの食器に移し替えたり、食器を並べ替えたりを繰り返して、食事が進まなくなりました。食べるよう促すと「はい、はい。食べるよ」と返事をするだけでした。介助しようとすると、払いのけたり口をかたく閉じたりして食事介助を拒否します。
　認知症が進行したのか、「食べる」と言いながらなかなか食べてくれません。無理やり口に入れることはしたくありませんが、どのように対応したらよいでしょうか？

症状を理解して、残された機能を生かせるよう支援する

　アルツハイマー型認知症は、脳にアミロイドβという異常なたんぱく質の蓄積によってできるしみ（老人斑）が増え続け、さらにタウたんぱく質が線維化した蓄積物や、神経細胞の脱落により徐々に脳が萎縮していくことを特徴とします[1]。そのため、食に関する自立の状況も徐々に変化していきます。
　しかし、「認知症が進行したから食べられなくなった」といって思考停止になってしまうと、介助するという選択肢しか見つからなくなります。そのため、**認知症の進行とともに現れる症状**（図1）[2]を理解し、**残された機能を生**

初期	中期	末期

記憶障害・見当識障害・実行機能障害・意欲低下など
- 食材の準備ができない。
- 調理ができない。
- 同じ料理しかつくれない。
- 食事したことを忘れる。

視空間認知障害・失認・失行・注意障害など
- 目の前の食事を認識できない。
- お箸やスプーンの使い方がわからない。
- 周囲の音や視覚的刺激により混乱する。
- 異食行動がある。

身体機能の低下
咀嚼嚥下機能の低下など
- 食べ物をため込む。
- 口を開けない。
- 誤嚥がある。

図1 アルツハイマー型認知症の進行とともに現れる食行動の変化（文献2より改変）

かせるよう支援することがポイントになります。

困りごとを解決する視点から、食事以外の様子も観察する

　栄養の確保は生命の維持に直結するため、ケアをする側にとっては関心が高くなりがちです。しかし、「全量食べること」を目標にするのではなく、**認知症の患者さん本人の困りごとを解決するという視点をもち、食事以外の様子も観察しましょう**（図2）。

　Aさんの場合、食事以外でも歯ブラシをうまく使えない、車椅子での離床中はスタッフの動きやテレビの音に反応して立ち上がろうとするといった行動がみられました。このことから、**認知症の症状である失行と注意障害、情報処理能力の低下などのために食事を開始できない状態になっている一方で、スプーンで食事をすくってほかの食器に移したり、食器を並べ替えたりするなどの感覚機能や運動機能は維持されていることがわかります。**

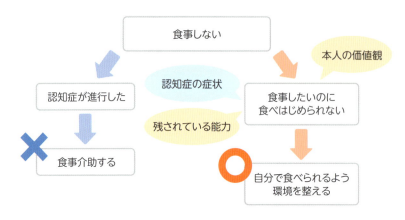

図2 食事支援をするときに必要な視点

行動による意思表出から価値観を探り、ケアを提供する

　意思表出能力が低下している認知症の患者さんにケアを提供するときは、ケア提供者本位のケアになる可能性が高くなります。声掛けに対して、「食べる」という発言があっても、介助をいやがるような相反する行動があると、どう対応したらよいのか戸惑うこともあると思います。

　本ケースの場合、介助をいやがるのは食事場面に限らず、入浴やおむつ交換の際にもみられるようです。生活背景から考えると、Aさんには「他人に頼らず自分のことは自分でしたい」という思いがあるのではないでしょうか。つまり、Aさんの行動は「自分で食事したい」という意思表明であると捉えることもできそうです。このように、**ケア提供者の一方的な思いからだけではなく、患者さん本人の価値観を探りながらケアを提供する**ことも重要です。

食事できない理由に着目しながら、配膳時に工夫する

　あらためて本ケースをみると、認知症の症状であるいろいろな音や視覚的刺激に反応してしまう注意障害に対しては、刺激になるようなテレビの映像や音、おしゃべりの声を避け、**人の動きが気にならないように、静かな環境を整えます**[3]。次に情報処理能力の低下に対しては、食器の数を減らすため食器をワンプレートに変更し、小皿に取り分けて手に持ってもらうなど、**手

元の食事に集中できるようにして、混乱を予防します。

　また、食事で食べ方がわからなくなる失行に対しては、最初の一口目だけスプーンを持った手を支持して口元に運ぶのを手伝うことで、自分で食べはじめられるようになるでしょう。このように、「なぜ食事を開始できないのか」という点に着目し、配膳などに工夫しながらケアを提供することで、本人の思いをくみ取り、残された能力を生かして食べてもらえるようになると考えます。

　アルツハイマー型認知症の場合、認知症の進行によって現れる症状のために食に関する自立の状況が徐々に変化していきます。そのときに現れている認知症の症状をアセスメントし、残された能力を生かせるよう支援していきましょう。また、食に関することも含め、認知症の患者さんが暮らしのなかで抱いている「こうありたい」という思いをくみ取る視点ももちましょう。

引用・参考文献

1) 山田律子. "認知症の人の日常生活行動への看護プロトコル：食事の看護". 認知症の人の生活行動を支える看護：エビデンスに基づいた看護プロトコル. 高山成子ほか編. 東京, 医歯薬出版, 2014, 34-41.
2) 山田律子. "認知症の基礎知識" "認知症の人の摂食力を高める環境づくり". 認知症の人の食事支援BOOK：食べる力を発揮できる環境づくり. 東京, 中央法規出版, 2013, 26-54.
3) 野原幹司. "認知症別食支援". 認知症患者さんの病態別食支援：安全に最期まで食べるための道標. 大阪, メディカ出版, 2018, 15-37.

（西　千亜紀）

第6章 認知症患者さんへの食支援 ⑤

Q39 レビー小体型認知症の幻視で食事できない場合、どう対応する？

患者 70歳代後半、男性

背景
- レビー小体型認知症です。記憶は比較的保たれています。
- 約1年前から子どもや蛇などの幻視が出現し、現在は徐々に身体が動きにくくなっています。
- 言語的なコミュニケーションは可能です。
- 若いころに離婚し、1人暮らしです。子どもは妻が引き取ったため、疎遠となっています。

経過 患者のAさんは、自宅にいるころは夜中に幻視の症状があり騒ぐことがありましたが、その症状はみられなくなり、最近は食事のときにぶつぶつと独語し食事が進まない状況になっています。何を言っているのかと尋ねると、「向かい側の席に座っている子どもが、お腹を空かせて泣いている。その子に食べさせてやってくれ」と言います。動作は緩慢ですが、食事動作は自立しています。

「子どもがいる」という幻視により食事が進まず、子どもがいないということを伝えても納得しません。どのようにかかわれば、幻視に影響されずに食事してもらえますか？

幻視が本人には確実に見えていることを理解し、かかわる

　レビー小体型認知症はレビー小体（αシヌクレインというたんぱく質が凝集したもの）が脳内に病的に出現し、脳の神経細胞が減少していく神経変性疾患です。レビー小体型認知症の症状のなかでも幻視（そこにないものが見える）は中核的特徴の一つです。レビー小体型認知症では、Aさんのように視覚的な情報を処理する後頭葉に問題を生じることで幻視が生じやすくなります[1]。つまり、**幻視は具体的であるため、患者さん本人にとっては確実に詳細が見えているものとして理解する**必要があります[2]。

幻視だけでなく、身体症状による食行動への影響もみる

　レビー小体型認知症は初期から便秘や下痢、排尿障害といった自律神経障害などの身体症状や、認知機能の変動がみられ、食行動にも影響を及ぼします。そのため、**幻視の有無だけでなく、身体症状や認知機能レベルをみる**ことも必要です。

　本ケースでは、主に幻視が食行動に影響を与えていますが、本人の身体症状にも目を向けて対応することが大切です。便秘があれば改善し、認知機能・覚醒レベルの変動がある患者さんの場合には調子のよいときにしっかりと食事し、間食で栄養を補います。また、血圧変動がある場合は、姿勢を変えた直後には食事しないようにしましょう。

幻視の内容を否定せずに、本人の思いや不安に寄り添う

　レビー小体型認知症では、視覚的な情報を処理する後頭葉に問題を生じるため幻視が生じやすいといわれています。認知症の患者さんの脳は「そこにある（いる）」かのように情報処理しているので、**本人の訴えを強く否定すると、余計に不安を助長させ**[3]、**対応している職員への不信感につながる可能性があります**。そこにある（いる）のか、ない（いない）のかを会話の中心にするのではなく、そのときに**患者さんが感じていることに寄り添う**姿勢が重要です。

　本ケースでは、「子どもが空腹で泣いているのをどうにかしてあげたい」と思っているようなので、そのような本人の思いを傾聴します（図）。すぐに効果は出ないかもしれませんが、継続して傾聴しながら思いをくみ取ることで、本人に安心感が生まれ、徐々に落ち着いてきます。

副作用が出やすいことに注意しながら、観察・対応する

　幻視やそれに伴う不安・興奮が強く、日常生活に支障をきたすような場合は、抗認知症薬や抗精神病薬などの薬剤により症状をコントロールすることも検討されます。しかし、**レビー小体型認知症には薬剤に対して過敏に反応し、副作用が出やすい**[4]**という特徴があるため、注意する**必要があります。

　そのため、薬剤の使用は慎重に開始し、作用が現れるまでの時間や効果・

第6章　認知症患者さんへの食支援

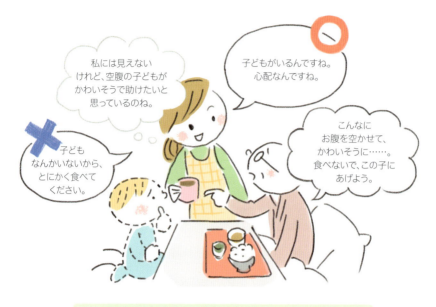

本人にとっては詳細が具体的に見えていることを理解する。

図 幻視があるときの考え方・声掛け（例）

副作用を細かく観察する必要があります。また、そのとき服用している薬剤の副作用で生活リズムが崩れていたり、身体が動きにくくなっていたりすることもあるので、<u>薬剤を追加するだけではなく、減らすことも考えられるという視点をもって観察し、対応する</u>ことも大切です。

環境調整を行いながら、幻視につながる錯視を予防する

　幻視は患者さんにとってはありありとした事実ですが、**幻視につながる錯視（目の錯覚）を予防する**[5]ことも大切です。そのためには、照明の影が影響していないか、壁のしみや壁に飾ったものが人のかたちに見えないかどうかを確認し、シンプルな空間になるように環境調整を行う必要があります。また食事についていえば、「食事に虫がいるように見える」という訴えがあれば、ふりかけなどの使用を避けるといった工夫も心掛けます。

　本ケースでは、患者さんが食事をするときの席の位置を変更するのもよい

でしょう。また、幻視が見えはじめてからかかわるのではなく、配膳の前に嚥下体操を取り入れ、**幻視に注意が向きにくくなるように工夫する**ことも考えられます。どうしても幻視から注意がそれない場合は、「子どもさんの食事は、こちらで準備します。心配せずに、お先に食べはじめてください」と声を掛け、場合によっては幻視の人物のために小皿に菓子などを乗せて準備するなど、患者さんが納得して食事を開始できるように対応してみるのもよいでしょう。

レビー小体型認知症の患者さんの脳は、「何かがそこにある（いる）」かのように情報処理しています。そのため、本人の訴えを強く否定せず、そのときにどのように感じているのかに寄り添うとともに、幻視につながる錯視を予防するために環境調整を行います。また、認知機能の低下や幻視だけではなく、初期から便秘、手足の動かしにくさや血圧の変動、認知機能の変動などの身体症状がみられると、食行動に影響が出てくることも理解しておきましょう。

引用・参考文献

1) 認知症ねっと. 認知症による幻覚や錯覚（原因と対応）. https://info.ninchisho.net/symptom/s90（2025年1月閲覧）
2) 山田律子. "認知症の人の日常生活行動への看護プロトコル：食事の看護". 認知症の人の生活行動を支える看護：エビデンスに基づいた看護プロトコル. 髙山成子ほか編. 東京, 医歯薬出版, 2014, 34-41.
3) 山田律子. "認知症の人の摂食力を高める環境づくり". 認知症の人の食事支援BOOK：食べる力を発揮できる環境づくり. 東京, 中央法規出版, 2013, 110-2.
4) 山田律子. "認知症の基礎知識". 前掲書3). 2013, 26-54.
5) 野原幹司. "レビー小体型認知症：「誤嚥する」認知症". 認知症患者さんの病態別食支援：安全に最期まで食べるための道標. 大阪, メディカ出版, 2018, 38-56.

（西 千亜紀）

第6章 認知症患者さんへの食支援⑥

Q40 ほかの人の食事を食べてしまう前頭側頭型認知症の患者さんには、どう対応する？

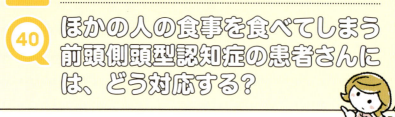

患者 70歳代前半、男性

背景
- 前頭側頭型認知症です。
- 1年ほど前にスーパーの売り物を支払いせずに持ち帰ろうとして警察に保護されることが続き、専門医を受診したところ、前頭側頭型認知症の診断を受けました。
- もともと温厚な性格でしたが、現在は自分の思うようにならないと急に怒り出し、妻に手を上げるようになりました。
- 会話は可能ですが、話している途中で急にその場を去ってしまい、ミニメンタルステート検査（MMSE）も受けられません。

経過　患者のAさんは、身体的な機能の低下はみられず、毎日自室とデイルームの間を行ったり来たりしていました。トイレは自分で行きますが、入浴や更衣、歯磨き、髭剃りなどの保清は自発的に行うことはなく、声を掛けても途中で止めてしまっていました。食欲はありますが、食事の途中で席を立ち、ほかの人の食事を手づかみで食べてしまうことが続いており、それを止めると怒り出します。
　自分の食事も終わっていないのにほかの人の食事を食べてしまううえに、それを止めると怒り出してしまいます。自分の席で、自分の食事を食べてほしいのですが、どう対応したらよいでしょうか？

脱抑制の状態になると、行動をコントロールしにくくなる

　前頭側頭型認知症は、異常なたんぱく質によって前頭葉と側頭葉が萎縮し、その機能が障害される認知症です。**行動の統制を担う前頭葉が障害されると、「脱抑制」という自分の行動をコントロールすることがうまくできなくなる**状態になります[1]。

　Aさんも、スーパーで支払いをせずに商品を持ち帰ろうとする行動がきっかけで、前頭側頭型認知症の診断を受けています。会話の途中であっても、構わず立ち去るなど行動のコントロールができていないようです。また、食

事場面を観察すると、配膳された食事を勢いよく1皿食べ終わると席を立ち、自室へ戻る途中でほかの人の食事を手づかみで食べていることから、脱抑制の症状が食行動にも影響していることがわかります。

本人にも「どうすることもできない」と理解し、かかわる

ほかの人の食事を食べてしまうことは、人との関係性が破綻したり、トラブルの原因になったりすることがあるため、周囲の人やケアする側にとってとても困る行動です。「ほかの人の食事は食べないでください」と注意したくなるとは思いますが、理性の司令塔である前頭葉が障害されているため、患者さん本人にも「どうすることもできない」ことだと理解し、かかわる必要があります。

また、注意されたり、行動を止められたりすることは、本人にとっては苦痛なことです。怒りっぽくなったり、手を上げたりするなど暴力にいたる可能性もあるため、逆効果になります。そのため、ほかの人の食事に手をつけるという行動に注目するのではなく、「1皿食べ終わると席を立ってしまう」という点に注目してみましょう。

多彩な症状がみられることを念頭に、観察・対応する

前頭側頭型認知症では、意欲の低下、無関心、常同行動（同じ動きを繰り返す行動）も特徴的な症状です。本ケースでも、保清に対する意欲低下や無関心、自室とデイルームを行ったり来たりすることを繰り返す常同行動がみられています。また、早食いすることや、配膳された食事を主食、副食、飲みものと満遍なく手に取ることが難しくなり、主食を食べ終わってから副食を食べるなど1皿ずつ食べ進める様子などもみられます。さらに、外部からの些細な刺激に反応しやすい「被影響性の亢進」がみられることもあります。

これら一連の行動は、前頭側頭型認知症の患者さんによくみられる特徴的な症状です[2]。そのため、1皿食べるとすぐに席を立ってしまうのは、周囲の物音や人の往来、話し声に反応して食事から注意がそれている可能性があるのではないかと考えることも必要です。このように、前頭側頭型認知症が多彩な症状[3]を示すことを念頭に置いて、患者さんを観察し、対応することが大切です。

第6章 認知症患者さんへの食支援

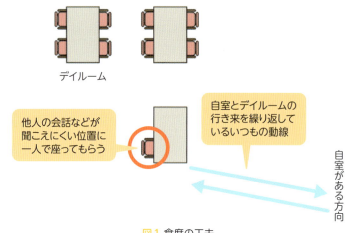

図1 食席の工夫

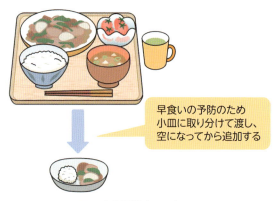

図2 食事提供時の工夫

誤嚥や窒息に注意しながら、食べる環境を整える

　アルツハイマー型認知症の患者さんの食事支援と同様に、前頭側頭型認知症の患者さんでも刺激になるようなテレビの映像や音、おしゃべりの声は避け、**人の往来が気にならないように、静かな環境を整えます**。また、立ち去る途中でほかの人の食事に手をつけないようにするために、**自室と食事をする席の間の動線にはほかの人が座らないように配置します**（図1）。

　早食いに関しては、誤嚥や窒息に注意しながら、口に運ぶスピード、一口量、飲み込むタイミングを観察します。そのうえで、小さいスプーンへ変更

したり、食事形態を刻み食にするなど工夫して、対応します。さらに、食事を小皿に取り分けて渡し、空になったら追加するようにして、==患者さんが食事を食べ続けられるよう介助します==（図2）。

もし患者さんが食事中に立ち去るようなことがあっても、無理に引き止めず、また自室から出てきたタイミングで席に誘導し食事を再開しましょう。ほかの人の食事に手をつけてしまったときに無理に吐き出させようとすると、急いで飲み込んでしまいそうになるため、かえって窒息のリスクが高くなります。そのため、==患者さんがしっかり噛んで、飲み込むのを確認してから、かかわるようにします==。

　前頭側頭型認知症の場合は、初期のころから脱抑制、意欲の低下、無関心、常同行動など多彩な症状を呈し、食行動にも影響を及ぼします。ケアする側は、理性の司令塔である前頭葉が障害されているため、注意しても本人にはどうすることもできないということをまずは理解しましょう。そして、無理に行動を止めたり、注意したりするのではなく、症状の特徴に合わせて環境調整を行って対応するようにします。そのうえで、誤嚥や窒息などに気をつけながら、ある程度は本人の行動を受け入れる必要も出てきます。

　また、行動コントロールができないことで、周囲に陰性感情をもたれやすくトラブルになる可能性があります。そのため、患者さんの行動の動線にほかの人の席がないようにすることに加えて、手に取って食べてもよいおやつ類をあらかじめ置いておくなど、配慮ある対応も検討する必要があります。

引用・参考文献

1) 山田律子. "認知症の人の日常生活行動への看護プロトコル：食事の看護". 認知症の人の生活行動を支える看護：エビデンスに基づいた看護プロトコル. 高山成子ほか編. 東京, 医歯薬出版, 2014, 34-41.
2) 山田律子. "認知症の基礎知識". 認知症の人の食事支援BOOK：食べる力を発揮できる環境づくり. 東京, 中央法規出版, 2013, 26-54.
3) 野原幹司. "はじめに：施設や在宅の食の現状". 認知症患者さんの病態別食支援：安全に最期まで食べるための道標. 大阪, メディカ出版, 2018, 1-14.
4) 山田律子. "認知症の人の摂食力を高める環境づくり". 前掲書2). 112-3.
5) 野原幹司. "前頭側頭型認知症：「ケアが難しい」認知症". 前掲書3). 70-83.

（西 千亜紀）

第6章 認知症患者さんへの食支援 ⑦

Q41 低栄養を予防するには、どうする？

患者 80歳代後半、女性

背景
- 認知症と診断を受けていますが、鑑別診断はされていません。
- かかりつけ医に月1回通院しています。
- 食事は同居家族が準備したものを自己摂取可能です。

経過 患者のAさんは、2～3年前から徐々に固いものやパサつくものが食べづらくなっています。やわらかい煮物やお粥を用意すればある程度の量は食べられますが、家族は毎回1人分だけまったく違うメニューを準備するのは難しい様子でした。家族は、このままではAさんの体力が落ちて寝たきりになってしまうのではないかと不安を覚えています。
　家族と同じものが食べられなくなってきた認知症の患者さんが摂取栄養量を確保するには、どうすればよいでしょうか？

体重を測定し、栄養が足りているかどうかを判断する

　認知症の患者さんに限らず、高齢になれば食が細くなるのは生理的変化であり、珍しいことではありません。しかし、低栄養が長く続けばやがてサルコペニア（筋肉量の減少）やフレイル（身体・精神・社会的側面を含む虚弱）に進行し、誤嚥性肺炎発症のリスクも高くなってしまいます。
　食事摂取量ももちろん気になりますが、==栄養が足りているかどうかを判断するうえでもっとも簡便な指標は体重です==。そのため、週に1回程度は体重を測定して確認しながら、栄養が足りているかどうかを判断するようにしましょう。

まずは「何をどれくらい食べているか」を観察する

　栄養素を満遍なく十分にとれることが理想ですが、食べられる量は限られているかもしれません。そこで、栄養不足にならないようにするために優先的に摂取してほしいのが、==たんぱく質とエネルギー効率のよい脂質です==。

患者さんの食事摂取量が「毎食だいたい7割ぐらい」だと思っていても、よく観察してみると主食と副菜（野菜類）を多く食べており、たんぱく源である主菜にはほとんど手をつけていない場合があります。

また、在宅で過ごされている方の場合は、ごはんやパン類、麺類などの炭水化物に偏りやすく、たんぱく質・脂質の不足がより顕著に表れることがあります。まずは、「何をどれぐらい食べているか」を把握するようにしましょう[1]。

市販の栄養補助食品などを活用し、栄養価をアップする

噛む力や飲み込む力が弱ってきたら、小さく切ったりやわらかく煮たりするといった工夫をする場合が多いと思います。在宅ですべてを準備するのはたいへんな労力を要するので、**市販されている嚥下調整食や嚥下機能に配慮した栄養補助食品なども活用しましょう**。最近では、嚥下食も機能に応じてさまざまなものが販売されています（図）[2]。また、食べ物や飲料に混ぜることで栄養価をアップさせる製品などもあります。

例えば、主食はお粥、副食のうち煮物は小さく切ってあんをかける、主菜は市販の嚥下調整食というように、**家族と同じ食事と市販品をうまく併用することで、経済的負担や本人の疎外感を軽減する**ことにもつながります。

1日3食にこだわらず、間食でエネルギーを確保する

食事をたくさん食べてもらいたい気持ちはわかりますが、30分を大幅に超えるほど長い時間をかけて食事をしていると、疲労感から誤嚥リスクを高めてしまう場合もあります。

一度の食事でとれる量が減ってきたら、**1日3食にこだわらず、間食でエネルギーを確保する**ようにしましょう。

食事場面を観察して、エンドオブライフ・ケアに備える

認知症が進行してエンドオブライフの段階に至れば、嚥下反射の低下や意識レベルが保てないことにより徐々に経口摂取が困難になることが予測されます。それはある意味では生体として自然な経過ですが、そうなったときに

第6章 認知症患者さんへの食支援

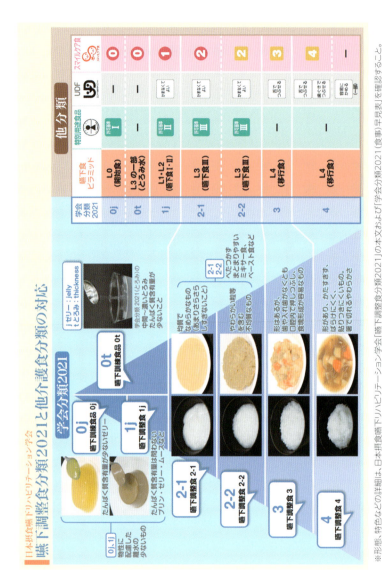

図 学会分類2021と他分類の対応 (出典:文献2)

は必要な栄養を摂ることではなく、「調子のよいときにできる範囲で安全に食べる」という方向へギアチェンジを行わなければなりません[3]。

エンドオブライフの段階に備えて、それまでは<mark>日々の食事場面をしっかり観察し、補食や形態調整などを工夫しながら低栄養を防ぎましょう。</mark>

認知症の患者さんは、さまざまな要因により容易に低栄養状態に陥ってしまいます。注意していても予防しきれないケースもあるでしょう。しかし同時に、認知症の患者さんの低栄養は、適切なケアにより改善できるものでもあります。

引用・参考文献

1) 枝広あや子. "認知症の人の「食」を支える栄養ケア". 認知症plus「食」を支えるケア：食事介助のコツから栄養ケア・口腔ケアまでわかるQ&A44. 東京, 日本看護協会出版会, 2022, 78-86, ([認知症plus]シリーズ).
2) ㈱ヘルシーネットワーク. はつらつ食品カタログ「学会分類2021と他分類の対応」コラム.
3) 野原幹司. "終末期の対応". 認知症患者さんの病態別食支援：安全に最期まで食べるための道標. 大阪, メディカ出版, 2018, 127-38.

（岡村かのこ）

第 7 章

終末期の認知症患者さんへの指導管理

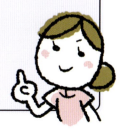

第7章 終末期の認知症患者さんへの指導管理 ①

Q42 食べられなくなっていく状況で、どう対応すればよい？

患者 90歳代前半、女性

背景
- 約10年前にアルツハイマー型認知症の診断を受けました。
- 現在は意思疎通を図ることが難しく、日常生活は全介助です。
- 娘夫婦と同居し、小規模多機能型居宅介護施設を利用しながら、週4日は自宅、週3日は施設で過ごしています。

経過　患者のAさんは徐々に食事摂取に時間がかかるようになり、以前と同じぐらいの量を摂取できていても体重が減ってきています。ここ半年で2度、誤嚥性肺炎や脱水で入院したこともあり、病院の医師から娘に、「認知症としてはもう重度です。そろそろ口から食べるのは難しいかもしれません」と説明がなされていました。また、小規模多機能型居宅介護施設を利用した際に娘は、ほかの利用者の家族から「食べられないなら、胃瘻を造らないとダメよ」と言われ、「うちも胃に穴を開けてもらわないといけないのかしら……」と不安を表出しています。
　認知症が重度となり、終末期にあるAさんとその家族に、これから看護師としてどうかかわればよいでしょうか？

代替療法がQOL向上につながるかを考える

　Aさんは意思疎通が図れず、全介助状態であることから、認知症機能評価別病期（functional assessment staging of Alzheimer's disease；FAST）分類からみても重度のアルツハイマー型認知症で、終末期にあります。このような状態になると必ずといってよいほど検討しなければならないのが、「栄養補給をどうしていくか」ということです。

　このとき、Aさんが意思疎通を図れるうちに、自身の受けたい医療やケアについてかたちに残していないか、Aさんの意向を誰かが聞いていないかなど、すなわち**アドバンス・ケア・プランニング（advance care planning；ACP）をまず確認します**。また、経口摂取が難しいので、代わりに経腸栄養法や静脈栄養法を選択するといった短絡的な思考ではなく、**「代替療法を選択することで栄養状態が改善しQOLの向上につながるのか」**という視点から、

多職種チームで検討する必要があります。

　残念ながらAさんは、最期の意向について書き記していませんでしたが、娘さんから「口から食べられなくなったらおしまい」とよく話していたと情報提供があったこと、認知症の病期から人工的水分・栄養補給法（artificial hydration and nutrition；AHN）を用いてもQOLの向上が期待できない可能性が高いことから、このまま自然に委ねるという選択をすることになりました。

家族が選択を肯定できるようにかかわる

　「自然に委ねる」と聞いた家族は、何もしてあげられることがなく、ただただ最期がくるのを待つように捉えるかもしれません。ここで大事なことは、**食べられなくなっている現状が一時的なものではないということを家族に丁寧に説明し、理解を得る**ことです。加えて、Aさんが娘に対し、Aさんの生き方（逝き方）を考えるうえで、「口から食べられなくなったらおしまい」という重要な情報を提供してくれたことは礼賛に値すると伝え、ねぎらうことも大事です。

　アルツハイマー型認知症は、発症から約10年をかけ進行していきます（図）[1]。その過程において認知機能障害が進んでいくことは免れないことから、家族はご本人の推定意思を代弁しながら、多くの選択をしていかなけれ

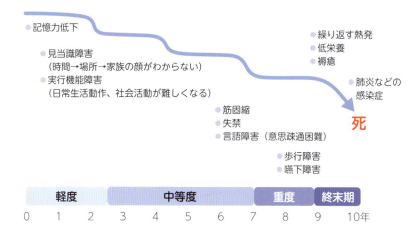

桑田美代子．豊かないのちの看取り−生活の中のケア−．緩和ケア 17（2），2007，97-101／平原佐斗司．医療と看護の質を向上させる認知症ステージアプローチ入門：早期診断，BPSDの対応から緩和ケアまで．中央法規出版，2013，14を参考に作成．／西山みどり．認知症を有する人への緩和ケア，看護学テキストシリーズNiCE 緩和ケア（梅田恵，射場典子監修，林ぁり子，新幡智子，酒井禎子編集）．改訂第3版．南江堂，2025，201より許諾を得て転載

図　アルツハイマー型認知症の軌跡

ばなりません。そしてこのAHNに関する選択は、==認知症の患者さんの生命に直結する重大な選択であり、家族にとっては一生、忘れることのできない決断となります==。この心理的負担の大きさを想像し、家族がどのような選択をしようとも、結果的にそれを肯定できるようケアしなければなりません。

Comfort-Feeding Onlyの視点で考える

この時期の経口摂取は「栄養を摂る」ことから、Comfort-Feeding Only（「一口でも味わう」）という考え方が目的になります。具体的には、==少量の水分と栄養、高頻度の口腔ケアを提供する==ことです。一口でも味わうためには口腔ケアは必須で、看護師のスキルアップが求められます。

肺炎などがあれば、緩和ケアの積極的な提供も考慮する

丁寧に口腔ケアを提供していても、認知症の病態から誤嚥は起こりやすく、それに伴う肺炎の発症も高い頻度でみられます。しかし、==終末期にある認知症の患者さんは身体的苦痛を訴えることが困難であり、苦痛が見過ごされているかもしれません==。肺炎を合併した終末期にある認知症の患者さんは不快感や呼吸困難が強いとされ[2]、より積極的に緩和を図る必要があります。抗菌薬を使用するか否かだけでなく、呼吸をしやすい体位、心地よい環境（適切な着衣と温度、湿度、気流）、短時間で効果的な吸引などを提供します。

終末期にある認知症の患者さんにとって、「栄養補給をどうしていくか」という検討は避けては通れません。しかし、本来は終末期になってから考えるのではなく、認知症の診断後から、先を見通して考えていかなければなりません。意思疎通を図れるころから、口から食べられなくなったらどうしたいかについて真摯に問い、考えてもらう、そしてその意思を家族、医療者で共有しておくことがポイントとなります。

引用・参考文献

1) 西山みどり. "アルツハイマー型認知症の軌跡". 緩和ケア：尊厳ある生と死, 大切な生活をつなぐ技と心. 改訂第3版. 林ゑり子ほか編. 梅田恵ほか監修. 東京, 南江堂, 2025, 201.
2) 平原佐斗司ほか. 末期認知症高齢者の肺炎の苦痛に関する系統的レビュー. 日本老年医学会雑誌. 58 (4), 2021, 610-6.

（西山みどり）

第7章 終末期の認知症患者さんへの指導管理 ②

Q43 痛いと言い続けるとき、どうアセスメントする？

患者 80歳代、男性

背景
- アルツハイマー型認知症（ミニメンタルステート検査〔MMSE〕15点）です。
- 大腸がん（ステージⅣ）、肝臓転移、腹膜播種です。
- 介護老人保健施設に入所していましたが、2日前から腹部痛が強くなり、近くの総合病院を受診したところ、入院となりました。
- 妻と2人暮らし。

経過
　患者のAさんは、1年前に大腸がんの診断を受け、放射線療法と薬物療法を行っていました。半年前から腹部痛に対してオキシコドン（徐放錠）10mgを内服していました。「痛い！痛い！」と大声で叫ぶことがありましたが、レスキュー薬を持って行くと違う話をしたり、「痛くないよ」と発言したりすることもあったので、使用はしていませんでした。
　2日前から、「痛い」と叫ぶ回数が多くなりました。痛みについて詳しく話を聞こうとしても、「痛い！痛い！」とのみ返答します。介護老人保健施設の医師や看護師に話を聞くと、「以前から大声で『痛い』と叫んでいるが、看護師を呼ぶ際にも『痛い』と言うときがあるので本当に痛いのかはわからない、口癖だと思う」と返答がありました。Aさんは腹部の聴診や触診をしようとすると、看護師の髪を引っ張り「触るな」と興奮します。ただ、痛みの訴えがないときは目をつぶり、少し表情がやわらぎます。
　Aさんの「痛い」という表現をどのように理解すればよいのでしょうか。興奮を避けるためにも、聴診や触診はしないほうがよいのでしょうか？

がんの病態を念頭に、全人的な視点からアセスメントする

　痛みを訴える回数が増えていることから、Aさんには身体的に変化が起こっていると考えられます。まずは、Aさんのがんの病態から考えられる原因について予測します。この際に、**オンコロジーエマージェンシー（がんが原因で起こる、緊急対応が必要な症状）の徴候がないかなど、情報を整理します。**その過程で聴診や触診は必要なことであるため、説明を行い、実施します。
　その一方で、特に認知症の患者さんの場合、**痛みの原因を身体・心理・社会的立場など全人的な視点から捉える**必要があります。痛みのアセスメントについては表[1, 2]を参考に行います。

表 痛みのアセスメント項目 (文献1、2より作成)

痛みの部位	●どこが痛いのか。 ●看る、聴く、触れる。
痛みの性質	●どのように痛いのか。 ●「キリキリする」「重い感じ」など。
痛みの強さ	●どれぐらい痛いのか。 ●ペインスケールの活用。
痛みの経過	いつから痛いのか。
痛みのパターン	●持続痛なのか突出痛なのか。 ●1日に何度も起こるのか。
痛みを増強する因子 と減弱する因子	どんなときに痛みが増すのか、どんなときに減弱するのか。
鎮痛薬の効果	使用した薬剤は効いたのか、どれぐらいの時間効いたのか。
日常生活への影響	痛みによって制限されていることはあるのか。
全人的な影響	精神面・社会面・スピリチュアルな側面とのかかわりはどうか。

疼痛緩和に必要な情報の優先度を考え、アセスメントする

　痛みのアセスメントは、系統的に行うことが重要です。ただし、**すべての情報を収集することが重要なのではなく、「痛みを緩和するために行う」という目的を忘れてはいけません**。Aさんにとって、痛みの強さや性質について返答するのは困難であるように思います。強度の痛みを感じている場合は短時間で疼痛を緩和する必要があるので、部位や痛みのパターンなどから把握していきます。

　また、大腸がんで腹膜播種があり、さらにオキシコドンを内服している状態ですから、便秘や腸閉塞になりやすいと考えられます。表の内容だけでなく、排便状況についても情報を得るようにします。

患者さんと一緒に緩和できるように、根気強くかかわる

　Aさんは2日前から急激に疼痛が強くなっているため、オンコロジーエマージェンシーである消化管出血や閉塞などがないかを判断する必要があります。そのためには聴診や触診がとても重要となるため、「痛みを緩和するために協力してほしい」と伝えます。触診することで疼痛が増強するということであれば、Aさんは恐怖心から興奮している可能性もあります。理解が難しいからといって一方的に行うのではなく、**わかりやすい言葉で根気強く伝え、患**

者さんと一緒に痛みを緩和できるようにかかわりましょう。

　蠕動痛の場合は、間欠的に痛みが起こるため「痛いときと痛くないときがありますか？」と尋ねたり、痛みを訴える時間のパターンを観察したりします。腸穿孔がないかなどをみるためにCT検査が必要となることもあるので、医師と相談して実施します。この際も痛みを緩和するために必要な検査であることを必ず説明します。そして、Aさんが検査中に痛みの増強がないよう、レスキュー薬の使用についても医師に相談します。

疼痛緩和の第一歩は、患者さんの痛みを信じることから

　特に認知症の患者さんの場合、痛みがあるのかないのかわからないと考えるのではなく、「痛みは存在する」と考えてかかわることが大切です。McCafferyは「痛みを体験している人が『痛みがある』と言うときはいつでも存在している」[3]と述べています。

　看護師は痛みを訴えた後に短時間で訴えが軽減したり変化したりすると、「大したことはない」、または「本当は痛くないのかもしれない」と考え、痛みを過小評価してしまうことがあります。しかし、そのことによって患者さんに起こっている重篤な病態を見逃してしまうという結果にならないようにしましょう。疼痛緩和の第一歩は、患者さんの痛みを信じることからはじまるといっても過言ではないでしょう。

　本ケースでは、Aさんはシンプルに痛みを訴えているのに、「わからない」と考えているのは看護師でした。まずは患者さんが訴えている言葉から、痛みの原因について考える必要があります。身体的な疼痛よりも精神的な苦痛が強くて訴えていることも、時にはあります。「何がこの人の苦痛であるのか」を明らかにしながら、ケアを提供していきましょう。

引用・参考文献

1) 日本緩和医療学会 ガイドライン統括委員会編．"痛みの包括的評価"．がん疼痛の薬物療法に関するガイドライン2020年版．東京，金原出版，2020，34-8．
2) 向井美千代．"がん疼痛"．がん看護：様々な発達段階・治療経過にあるがん患者を支える．鈴木久美ほか編．東京，南江堂，2021，205-11．
3) McCaffery, M. ほか．"痛みの主人公は誰か：医療チームか患者か"．痛みの看護マニュアル．季羽倭文子監訳．東京，メヂカルフレンド社，1995，9-12．

（向井美千代）

第7章 終末期の認知症患者さんへの指導管理 ③

Q44 抗認知症薬は、いつまで飲み続ける必要がある？

患者 90歳代前半、女性

背景
- 既往に高血圧と心房細動があり、娘夫婦、孫と同居し、家族の食事の支度を日課としていました。
- 約8年前、お鍋を焦がす、味付けがうまくできないなどがあり、得意の料理での失敗から落ち込みや意欲低下がみられ、娘とともに受診し、アルツハイマー型認知症の診断を受けました。

経過 患者のAさんには、もの忘れの進行を遅らせることや、興味、関心事がまた少しでもできるようになること、家族の介護負担の軽減を期待して、ドネペジル塩酸塩（アリセプト®）が処方され、すでに服用していた降圧薬、抗血栓薬、抗不整脈薬と一緒に服用が始まりました。アリセプト®により、もの忘れはありながらも家族の助けを借り穏やかに過ごせ、何より娘と一緒に再び台所に立つ機会が増えていました。

しかし、1年前の転倒を機に自立歩行が困難となりました。現在は要介護4でショートステイや訪問看護を利用しています。発語は少ないですが、声掛けに対するうなずきで意思疎通は何とか図れます。全介助で食事摂取をしていますが、ここ最近、むせることが増え、内服薬の服用にも時間を要しているため、娘より「もう効いているのかよくわからないし、もの忘れの薬は飲まなくてもいいのでは」という発言がありました。

抗認知症薬の効果がわかりづらくなっているAさんに対し、これから看護師としてどうかかわればよいでしょうか？

抗認知症薬を安全かつ確実に服用できる方法を考える

加齢やアルツハイマー型認知症の進行に伴い嚥下機能は低下し、少なからず内服薬の服用にも影響が及びます。しかし、飲めないから中止と安易に決定するのではなく、==「どのような工夫をすれば抗認知症薬を安全かつ確実に服用できるのか」を考えます==。例えば、服用を簡便化するために剤形を腔内崩壊錠、水薬、貼付剤などに変更してみます。加えて、喉越しをよくするため、ゼリーやトロミ茶などを用いるのもよいでしょう。

ここで注意したいのは、食事に内服薬を混ぜるという方法をとる場合です。

大事な内服薬を服用してほしいという思いから、**安易に食事に混ぜてしまうと食事の拒否につながる**ことになりかねません。Aさんは、アルツハイマー型認知症の経過から食事摂取量が低下している可能性も高く、このような方法でさらなる食事摂取量の低下を招かないようにしなければなりません。

服用の継続・中止は、多職種チームで慎重に検討する

いうまでもなく、アルツハイマー型認知症の診断がつけば、必ずアリセプト®の服用が始まるわけではありません。アリセプト®の副作用として多いものに、悪心や食欲不振、下痢などの消化器症状があり、重大なものには徐脈や肝機能障害などがあります。また易怒性や興奮が高まり、例えばもの盗られ妄想が悪化するといったこともあります。**抗認知症薬の服用では、「内服薬に何を期待するのか」「それを上回る副作用がないのか」、ひいては「服用する人のQOLを維持、向上させることができるのか」という視点から考える**ことが大切です **(表)**[1]。

Aさんは、もの忘れの進行を遅らせること、興味、関心事がまた少しでもできるようになること、家族の介護負担の軽減を期待して、抗認知症薬を服

表 **主な抗認知症薬**（文献1より作成）

	ドネペジル塩酸塩（アリセプト®）	ガランタミン臭化水素酸塩（レミニール®）	リバスチグミン（リバスタッチ®パッチ、イクセロン®パッチ）	メマンチン塩酸塩（メマリー®）
作用機序	アセチルコリンエステラーゼ阻害作用	アセチルコリンエステラーゼ阻害作用、ニコチン性アセチルコリン受容体の感受性増強作用	アセチルコリンエステラーゼ阻害作用、ブチルコリンエステラーゼ阻害作用	NMDA受容体拮抗作用
適応時期	全病期	軽度〜中等度	軽度〜中等度	中等度〜高度
用法	1日1回	1日2回	1日1回	1日1回
1日用量	5〜10mg	8〜24mg（液剤あり）	4.5〜18mg（貼付薬あり）	20mg
副作用	悪心・嘔吐、下痢、低カリウム血症、易怒性、不眠	悪心・嘔吐、下痢、徐脈	貼付部の皮膚トラブル	不動性めまい、頭痛、眠気、便秘、痙攣

※ NMDA：N-メチル-D-アスパラギン酸

用してきました。そして今のAさんにとってのQOLを考えたとき、何とか意思疎通が図れる、経口摂取ができる、在宅で介護を受けながら生活できる、ショートステイに行けるといったことが考えられるでしょう。これらのQOLを維持するために、抗認知症薬が一役買っているのか、もしくは服用に伴うリスクや苦痛のほうが大きいのか、抗認知症薬がなくともケアでQOLを維持することができるのかといった視点で、服用の継続もしくは中止を多職種チームで慎重に検討することが必要です。

抗認知症薬の服用中止では、「終了する」と伝える

　Aさんのアルツハイマー型認知症は重度になっており、嚥下機能の低下から内服薬に優先順位をつけ、服用する数を減らすことになりました。そしてそれに伴い、抗認知症薬の服用は、中止することになりました。

　このとき、「認知症に対し打つ手がない」「介護負担が増す」といった悪い印象だけを与えないようにしなければなりません。例えば、抗認知症薬の果たす役割が終わったということを伝えるため、「中止する」「差し控える」ではなく、「終了する」と伝えるのがよいでしょう。

　抗認知症薬に限らず、内服薬を服用することでQOLが維持、向上しているのかを常に考えなければなりません。特に認知機能の低下を緩やかにするために服用している抗認知症薬については、多職種で認知機能やQOLを多角的にアセスメントし、まず安全で確実な服用方法を検討した後、その効果が期待できるのかどうか検討することがポイントとなります。

引用・参考文献
1）西山みどり. これで安心！ 認知症患者へのケアポイント. CandY Link：臨床看護のeラーニング. メディカ出版. https://clpr.medica.co.jp/（2025年1月閲覧）

（西山みどり）

第7章 終末期の認知症患者さんへの指導管理 ④

Q45 がん告知後に動揺させないようにするには、どうすればよい？

患者 70歳代後半、女性

背景
- 左乳がん（ステージⅡb）、アルツハイマー型認知症（ミニメンタルステート検査〔MMSE〕13点）です。
- 夫は他界しており、娘夫婦と同居しています。
- 週に2回のデイケアと、月に1回のショートステイを利用しています。

経過
　患者のAさんは、1ヵ月ほど前より、デイケアで入浴する際、胸部の洗体を嫌がり、だんだんと入浴そのものも拒否することが目立つようになりました。デイケアの看護師が観察したところ、Aさんの乳房に固い部分を見つけ、外来受診を勧めました。
　娘の付き添いのもと受診した結果、左乳がんの診断がつき、Aさんと娘さんに病名と手術適応があると伝えられました。Aさんは、「がんなんて、手術は恐い」と動揺していました。
　がん告知に動揺しているAさんに、これから看護師としてどうかかわればよいでしょうか？

苦痛を察し、緩和を図り、がん告知の影響を判断する

　まずはAさんの乳がんに伴う苦痛を察し、緩和を図ります。苦痛のある状態では、話を聞くことができないからです。また、Aさんが自分の身に起きていることをどう捉えているのかを知るとともに、がん告知後の手術などについての説明が動揺させるだけなのかどうかなど、がん告知の影響を判断します。

身体的苦痛を緩和して、がん疾患についての理解を図る

　Aさんがデイケアで入浴を拒否する様子から、乳房に違和感や痛みを生じている可能性があります。しかし、中等度の認知症であり、その原因が何であるのかを特定すること、またその苦痛を言語的に訴えることが難しく、苦

痛緩和がなされていない現状もあります。

　そのためＡさんの認知機能や身体面をアセスメントし、まずは**早急に身体的苦痛を緩和します**。そのうえで、Ａさんに自身の**がんという疾患について理解してもらえるよう働きかけます**。

医師によるがんの告知後、看護師は関係構築に努める

　まずは医師に、Ａさんが中等度認知症であること、そのため身体的苦痛の原因を特定できていない可能性があること、しかし明らかに痛みを生じていることを伝え、鎮痛を図ってもらいます。そのうえで医師には、Ａさんの認知機能の状態を考えると、平易な言葉で状態や治療について説明する必要があることを伝えます **(表)** [1、2]。

　その後、看護師はＡさんに「看護師」であると名乗り、娘同席のもと、「痛いところがないか」「困っていることやうまくいかないところ」「今日の受診理由」などを尋ねます。医師は会話での返答から認知機能を推察しながら、Ａさんの左乳房に「よくないもの」があり違和感や痛みを生じさせているこ

表 認知症の進行度に合わせたかかわり方 （文献1、2より作成）

進行度	かかわり方
初期	●騒音などで気が散らないように、環境を整える。 ●素早く言葉を理解することが難しいため、ゆっくり話しかける。 ●時には家族や周囲の援助を得ながら、話を聞く。
中等度	●話し手への注意が続かないため、「○○さん」と名前を呼び掛けるなどして、その都度、関心をこちらに向けるようにする。 ●こちらの表情や口の形が見えやすいようにする。 ●平易な言葉（単語や短い文節の文字で示す）を用いる。 ●一度に説明せず、「わかりますか」と、その都度、確認する。 ●語彙が減り、流暢に話せなくなるため、忍耐強くかかわる。 ●大きい声が出にくい場合があるので、聞き取りやすい環境を整える。 ●大事なことは、紙に書いて渡す。
重度	●まずこちらに注意を向けてもらうよう、かかわる。 ●3〜4語程度の文章でメッセージを送る。 ●通常の約2倍程度の時間をかける。 ●非言語のメッセージ（頷く、首を振る、手を握るなど）をキャッチする。

と、また手術が有効な治療であることを伝えながら、がんの告知をしてもらいます。そのうえで看護師は、**「これからはずっと自分たちが痛みをやわらげるお手伝いをしていく」**ことを誠実に伝え、Aさんとの関係構築に努めます。

がん告知のショックに備えながら、平易な言葉で伝える

　誰にとってもがんの告知は大きなショックとなりますが、なかでも認知症の患者さんはこのような衝撃的な場面に強く反応する場合があります。そのため、**できるだけ理解しやすい平易な言葉を選ぶ**こと、**告知により強く動揺がみられるかもしれないとあらかじめ察して対応する**ことが求められます。

　一般的に、認知症というだけで「言ってもわからない」と捉えられがちですが、自分の身に起きていることに無関心でいられる人はいません。認知症の患者さんの立場になり、ショックを察するとともに、理解しやすい言葉を選んで病状を説明し、治療の必要性を誠心誠意伝えていきましょう。

引用・参考文献

1）日本緩和医療学会. "スライド26：モジュール6". ELNEC-JG指導者用ガイド2024. https://www.jspm.ne.jp/seminar/elnecj/index.html（2025年1月閲覧）
2）田邊幸子. "認知症の人の基本的理解：認知症の軌跡をケアにつなぐ". 認知症の緩和ケア：EOLC for ALL すべての人にエンドオブライフケアの光を. 平原佐斗司ほか編. 東京, 南山堂, 2019, 19-20.
3）北川公子. "認知症高齢者とのコミュニケーション：認知症高齢者のコミュニケーションの特徴". 認知症高齢者の看護. 中島紀恵子ほか編. 東京, 医歯薬出版, 2007, 51.
4）鶴屋邦江. "認知症". 高齢者看護すぐに実践トータルナビ. 岡本充子ほか編. 大阪, メディカ出版, 2025, 188-201.

（西山みどり）

第7章 終末期の認知症患者さんへの指導管理 ⑤

Q46 苦痛・症状の緩和では、鎮静をどう図る？

患者 70歳代前半、女性

背景
- 5年前に脳梗塞を発症し、脳血管性認知症の診断を受けていました。右半身麻痺があります。言葉が出にくいことがありますが、うなずきで意思表示することができます。
- 乳がん（ステージⅣ）、肺転移があります。
- 呼吸困難があり、病院に入院して酸素投与しています。
- 夫と2人暮らしで娘は近くに住んでおり、夫の生活をサポートしています。

経過
　患者のAさんは、1年前から歩行時に息切れがみられたため受診し、がんの診断を受けました。薬物療法も効果がなく、緩和医療を中心に生活していました。トイレに行く際に息切れが強くなったため、家の近くの病院に入院となりました。
　モルヒネ（モルヒネ塩酸塩注射液）の持続皮下注射を開始し、現在24mg/日投与しています。1日中臥床していることが多いですが、ポータブルトイレに移動すると呼吸困難が強くなり、倒れ込むようにベッドに戻ります。付き添っていた夫や娘は、「見ていられない。苦しくないように、眠らせてあげてください」と主治医に訴えるようになりました。
　家族が望むように、苦痛・症状緩和を目的として鎮静を行うのがよいのでしょうか？

「本当に治療抵抗性の苦痛なのか」を考えて、対応する

　認知症の患者さんや終末期がん患者さんにおいて、本人の意思が十分確認できない場合は家族や医療チームが苦痛・症状緩和のために鎮静を行うかどうかを判断していることがあります。終末期の鎮静は苦痛を緩和するために鎮静薬を投与して意識を低下させますが、病状の悪化している患者さんの場合には鎮静のタイミングが重なり最期を迎えることもあるため、慎重な検討と配慮が必要となります。
　終末期の鎮静を行うかどうか判断する際には、治療抵抗性の苦痛の有無が判断のポイントの一つとなりますが、治療抵抗性の苦痛とは「患者が利用で

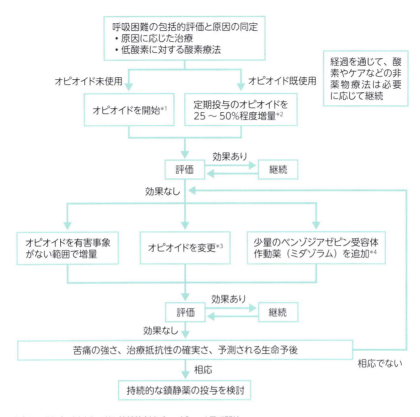

*1 主にモルヒネ／オキシコドン持続注射を 6〜12mg/ 日で開始。
*2 モルヒネ／オキシコドンの場合は増量。フェンタニルの場合はモルヒネ／オキシコドンへ変更（全部または一部）、またはモルヒネ／オキシコドンを上乗せ。
*3 モルヒネ以外のオピオイドからモルヒネへ変更。
*4 通常はミダゾラム 10 mg/ 日以下。ただし、せん妄が発症している患者に対してミダゾラム少量投与を行う場合は、せん妄症状が悪化する可能性があるため、効果と安全性を慎重に評価する。

日本緩和医療学会ガイドライン統括委員会編．がん患者の治療抵抗性の苦痛と鎮静に関する基本的な考え方の手引き 2023年版．金原出版，2023，62．より転載

図 呼吸困難に対する薬物療法のアルゴリズム

きる緩和ケアを十分に行っても患者の満足する程度に緩和することができないと考えられる苦痛」[1]と定義されています。

そのため、呼吸困難に対する症状緩和のための治療を日本緩和医療学会ガイドラインのアルゴリズム（図）[2]に基づいて行う必要があります。Aさんへの苦痛・症状緩和を考える際に、「使用されているモルヒネの効果はどうか」「安静時に呼吸困難を訴えているか」などをみながら、**「本当に治療抵抗性の苦痛なのか」ということをまずは考える**必要があります。

159

確認時は、排泄パターンや薬剤の効果発現時間を考慮する

　Aさんは、トイレに移動するたびに呼吸困難が起こっているようです。まずは医師と相談し、移動する前に予防的にレスキュー薬の使用や酸素投与の増量を検討します。

　また、排泄のタイミングは予測が難しい場合もあります。例えば、薬剤を投与したけれども効果が得られる前に移動したために、緩和できていないということも考えられます。そのため、普段から排泄のパターンを観察しておくことが大切です。そのうえで、薬剤の効果発現時間を考慮して使用します。Aさんは持続皮下注射を受けており、すぐに効果が発現することが期待されるので、移動中や移動後に呼吸困難があるかどうかを確認します。

わかりやすい言葉をかけながら、意思決定能力を確認する

　Aさんの場合、まずその時点で行っている治療の効果について評価します。それと同時に、「今後、苦痛が増強したときにどうしたいか」ということについて確認しておくことも大切です。阿部は「認知症の存在は、その人の意思決定能力を評価する際の一つの情報とはなりえますが、すべてではありません」[3]と述べています。

　認知症だから意思決定能力がないと考えるのではなく、Aさんの場合はうなずくだけでも答えられるような質問を投げかけてみましょう。そのうえで、わかりやすい言葉で確認をしながら、本人の意思決定能力を評価します。がんの終末期になると自らの意思を伝えられない状態になる可能性もあるため、本人だけでなく、家族など患者さんが信頼できる人とも繰り返し話し合っておくことが重要です。

家族の気持ちに配慮しながら、鎮静の適応について話し合う

　大切な家族が苦しんでいるのを見ている家族の心情には、計り知れないものがあります。そのため、多職種とともに家族の気持ちに配慮しながら話し合う機会をもてるようにしましょう。患者さんに行っている治療について医療者がどう評価しようとしているのか、そしてそれはいつごろに判断するのかを伝えることで少しは家族の安心につながるかもしれません。

本ケースでは、「安静にしているときには落ち着いていますが、トイレに移動する際には息苦しさが強いようです。そのため、移動する前に息苦しさが楽になる薬剤を使用してみます。医師はその結果を判断して薬剤の増量も検討しています。今日1日の状況を一緒に確認したいと思いますが、いかがですか」とAさんの家族に伝え、思いを確認してみるのがよいでしょう。また、鎮静の適応やデメリットについて医師から説明してもらう機会をつくり、今後のことについて家族が考える時間をもてるようにします。

　終末期の苦痛・症状緩和では、ガイドラインを参考に評価します。そして、今後起こりうる症状に対しても説明を行い、患者・家族が意思決定できるようにかかわります。苦痛・症状緩和のための鎮静について検討する場合は、できるだけ多職種で話し合い、一個人の価値観や判断で治療方針が決められないようにしましょう。

引用・参考文献

1) 日本緩和医療学会ガイドライン統括委員会編. "用語の概念と定義". がん患者の治療抵抗性の苦痛と鎮静に関する基本的な考え方の手引き2023年版. 東京, 金原出版, 2023, 18-25.
2) 日本緩和医療学会ガイドライン統括委員会編. "呼吸困難に対する緩和ケア：医学的治療". 前掲書1). 62-5.
3) 阿部泰之. "意思決定能力を評価し本人の関与を最大化する". 正解を目指さない!? 意思決定⇔支援：人生最終段階の話し合い. 東京, 南江堂, 2019, 144-9.
4) 終末期医療の決定プロセスのあり方に関する検討会. 人生の最終段階における医療の決定プロセスに関するガイドライン解説編. https://www.mhlw.go.jp/file/04-Houdouhappyou-10802000-Iseikyoku-Shidouka/0000079907.pdf（2025年1月閲覧）

（向井美千代）

第7章 終末期の認知症患者さんへの指導管理 ⑥

Q47 終末期のがん関連認知機能障害（CRCI）では、QOLの維持をどうする？

患者 80歳代後半、男性

背景
- 肺がんに対して薬物療法、脳転移に放射線治療の全脳照射を1年前に行っていました。
- 肺がん、脳転移、腰椎転移があります。
- 1ヵ月前からどこにいるのかわからないと話したり、日にちを間違えたりするようになりました。
- 自宅で妻と2人暮らしをしていました。妻は医師から余命3ヵ月と説明を受けています。

経過　患者のAさんは、自宅では庭の花をいじったり、散歩しながら近所の人と話をしたりするのが日課でした。3ヵ月前から日課をこなす回数が減り、週に3日程度となっていましたが、最近は自宅で寝ていることが増えました。腰を自分で擦っていることが増えたので、心配になった妻が「腰が痛いのか」と尋ねましたが、「大丈夫」という返答を繰り返しているそうです。心配になった妻に促され、受診をしました。
　受診時に、妻は「好きなこともできなくなりこのまま衰弱していくばかりなのでしょうか。苦しくないようにだけはしてほしいけれど、痛みがあるのかも私ではわかりません」と言って、泣いていました。このまま衰弱していくのではないかと妻は不安に思っています。
　Aさんは苦痛を感じていないのでしょうか。また、なぜ好きだった庭いじりや散歩をしなくなったのでしょうか。がん関連認知機能障害（CRCI）である可能性も考えられますが、どのようにQOLを維持すればよいのでしょうか？

がん関連認知機能障害の影響を視野に入れて、観察する

　がん関連認知機能障害（cancer-related cognitive impairment；CRCI）とは、治療前からの身体的・精神的な影響で起こったり、化学療法や手術、内分泌療法の治療後に現れたりする、記憶力や集中力の低下などの症状を指します。
　本ケースでは、Aさんが腰を擦る動作の原因ががん関連認知機能障害にあ

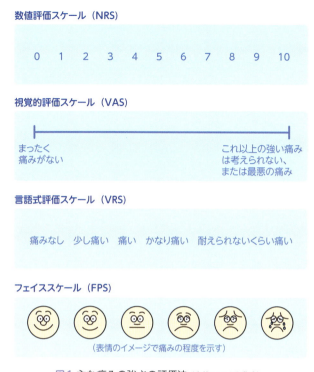

図1 主な痛みの強さの評価法（文献1～3より作成）

る可能性も視野に入れて、**「がん悪液質やがん治療の影響で、倦怠感などの症状がみられるのではないか」と考えながら観察します。**

介護者に言動を書きとめてもらい、本人の痛みを考える

　痛みのアセスメントでは一般的に、数値評価スケール（Numerical Rating Scale；NRS）、視覚的評価スケール（Visual Analogue Scale；VAS）、言語式評価スケール（Verbal Rating Scale；VRS）、フェイススケール（Faces Pain Scale；FPS）などの評価スケール（図1）[1～3]や、アビー痛みスケール（図2）[4]を用いることが多いです。

　医療者はこれらの評価スケールを用いて痛みのアセスメントを行いますが、介護者である妻が評価スケールを用いてAさんに痛みを確認するのは難しいと考えられます。そこで、妻には、腰を擦っている時間や部位、気になった

日本語版アビー痛みスケール

言葉で理解することができない認知症の方の疼痛測定のために

スケールの用い方：入所者を観察しながら質問 1 から 6 に点数をつける

入所者名：_____

スケールに記入した観察者とその職種：_____

日付：_____ 年_____ 月_____ 日　　　時間：_____

最後の疼痛緩和は_____ 年_____ 月_____ 日_____ 時 に_____ を実施した

問 1. 声をあげる
　　例：しくしく泣いている、うめき声を上げる、泣きわめいている
　　0：なし　　1：軽度　　2：中等度　　3：重度

問 2. 表情
　　例：緊張して見える、顔をしかめる、苦悶の表情をしている、おびえて見える
　　0：なし　　1：軽度　　2：中等度　　3：重度

問 3. ボディランゲージの変化
　　例：落ち着かずそわそわしている、体をゆらす、体の一部をかばう、体をよける
　　0：なし　　1：軽度　　2：中等度　　3：重度

問 4. 行動の変化
　　例：混乱状態の増強、食事の拒否、通常の状態からの変化
　　0：なし　　1：軽度　　2：中等度　　3：重度

問 5. 生理学的変化
　　例：体温、脈拍または血圧が正常な範囲外、発汗、顔面紅潮または蒼白
　　0：なし　　1：軽度　　2：中等度　　3：重度

問 6. 身体的変化
　　例：皮膚の損傷、圧迫されている局所がある、関節炎、拘縮、傷害の既往
　　0：なし　　1：軽度　　2：中等度　　3：重度

問 1 から 6 の得点を合計し、記入する　　　　　　　　　総合疼痛得点：

総合疼痛度点にしるしをつける

0-2 痛みなし	3-7 軽度	8-13 中程度	14 以上 重度

最後に疼痛のタイプにしるしをつける

慢性	急性	慢性疼痛の 急性増悪

出典：Takai Y. et al. Abbey Pain Scale: Development and validation of the Japanese version. Geriatr, Gerontol Int. 10(2), 2010, 145-53.

図 2 日本語版アビー痛みスケール （文献 4 より転載）

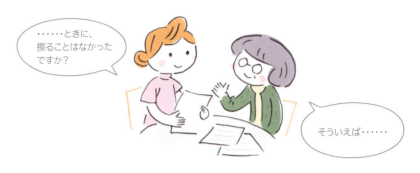

図3 メモ書きと質問による観察

言動を書きとめてもらいましょう。その書きとめたメモを妻と一緒に確認しながら、「トイレに行った後に擦ることはなかったですか？」など質問し、さらに観察項目を増やすなど、<mark>妻と一緒に言動と痛みのかかわりを考える</mark>ようにします（図3）。

疼痛の有無を観察するときには、本人にも痛みを確かめる

　妻からの情報をもとにして、Ａさんにかかわりながら疼痛の有無を確認しましょう。このとき注意したいのは、Ａさんに「昨日の何時ごろ擦っていましたよね」と聞くのではなく、擦っていた部位に触れながら「そのときの痛みの状態」を確認するということです。また、本人の表情についても観察します。介護者から得られた個々の情報を医療者が一つの流れにするために、<mark>自分自身で本人にも痛みを確かめながら、疼痛の有無を観察する</mark>ようにしましょう。

　また、症状が患者さんの生活にどう影響しているのかを常に考え、痛みの表出が難しい場合には表出をサポートすることも重要です。<mark>常に本人・家族と話し合いながら、その内容を記録しておくことで、症状を緩和させる対応の糸口をつかめる</mark>こともあります。

症状の緩和によって起こる、本人のQOLの変化に配慮する

　がん終末期の患者さんの症状は多岐にわたります。症状が緩和することで、

患者さんのQOLが変化することもあります。そのため、症状の緩和によって起こるQOLの変化にも配慮しながら、**本人がその症状をどの程度緩和したいと思っているかについても確認し、目標を一緒に考えます。**

　Aさんの場合、腰椎転移による痛みであれば、臥床時の体位や起き上がり方、ベッドマットの選定、コルセットの着用を工夫するといった非薬物的なケアも検討します。その他には、薬物療法だけでなく、放射線治療の適応を医師に相談することもできるでしょう。

希望や安楽を確かめて本人の価値観を知り、ケアを行う

　がん終末期というと、日常生活動作（activities of daily living；ADL）や認知機能が低下しても不思議はないと考えるかもしれません。しかし、症状が緩和できれば意欲が出るということもあります。

　体力的に困難な場合であったとしても、患者さんが**希望することや安楽に感じることを確かめることは、本人が大事にしている価値観を知ることができ、それを反映したケアを行うきっかけにもなります**。そのためにも、「なぜ毎日のように行っていた庭いじりや散歩ができなくなっているのか」を常に考えることが大切です。

> 終末期のがんがある患者さんのQOLの維持においては、がん関連認知機能障害のことも視野に入れながら、医療者だけでなく本人・家族と一緒に考えることが特に重要となります。医療者は苦痛・症状緩和のためのケアを行うことを保証したうえで、「本人がどのように過ごしたいのか」について本人・家族と何度も話し合う機会をもちます。そのプロセスを繰り返すことで、終末期にあっても本人が望むQOLの維持につながるのだと考えます。

引用・参考文献

1）日本緩和医療学会編．"痛みの包括的評価"．がん疼痛の薬物療法に関するガイドライン2020年版．東京, 金原出版, 2020, 34-8.
2）厚生労働省科学研究「痛み」に関する教育と情報提供システムの構築に関する研究．痛みの教育コンテンツ．https://mhlw-grants.niph.go.jp/system/files/2013/133141/201323003A/201323003A0002.pdf（2025年1月閲覧）
3）Whaley L, et al. Nursing Care of Infants and Children. 3rd ed. St. Louis, Mosby, 1987.
4）高井ゆかり．"認知症の人の「痛み」のアセスメント"．認知症の人の「痛み」をケアする：「痛み」が引き起こすBPSD・せん妄の予防．鈴木みずえほか編．東京, 日本看護協会出版会, 2018, 71.

（向井美千代）

第7章 終末期の認知症患者さんへの指導管理 ⑦

Q48 難治性の褥瘡に対するケアは、どうする？

患者 90歳代、女性

背景
- 9年前にアルツハイマー型認知症を発症し、改訂長谷川式簡易知能評価（HDS-R）4点、FASTステージ7です。
- 在宅で生活していましたが、脳梗塞を発症後、肺がんがみつかりました。すでに転移があることもあり、積極的な治療は行わない方針となりました。
- 入院時に仙骨部に黒色壊死のある褥瘡を形成していました。褥瘡サイズは10cm×5cm、創周囲に発赤、腫脹、熱感はありません。DESIGN-R®2020の評価は、DU-e3s9i0G6N6p0です。
- 現在は寝たきり状態で、要介護5と認定されています。

経過　患者のAさんは入院時、仙骨部に10cm×5cmの黒色の壊死組織が付着した褥瘡が形成されていました。自力で体位変換できない状態であり、褥瘡の観察のために側臥位をとると苦痛の表情がみられました。仙骨部の褥瘡が、体位を変えようとするときに痛みを増大させているのかもしれません。
　認知症の患者さんへのケアとして、難治性の褥瘡にどのように対応したらよいですか？

体位変換やポジショニングを行い、褥瘡の悪化を予防する

　脳梗塞を発症後に肺がんを併発したAさんは、治療を積極的に行わないという方針もあり、脳梗塞によるADLの低下に加え、がんの進行や転移により身体的な苦痛が増大していたのではないかと予測できます。動けない状況や苦痛の増大により同一体位でいたことが予測されますが、褥瘡は局所に圧迫が加わったことで発生した[1]と考えられます。褥瘡の重症度は、DESIGN-R®2020などのスケールを用いて評価します（図）[2]。

　がんが進行するにつれて、全身状態はますます悪化することが予測されます。栄養状態が低下し、るい痩になると、骨突出も著明にみられるようになります。褥瘡の予防や治癒に必要なのは、除圧です。除圧を行うためには、痛みをコントロールし、安心・安楽に過ごせるようにケアを進めることが大切です。表情や体のこわばりの状況から苦痛の程度を予測し、ゆっくりと丁

DESIGN-R®2020 褥瘡経過評価用

カルテ番号（　　　　　　　　）		月日	/	/	/	/	/	/
患者氏名（　　　　　　　　　）								

Depth[*1] **深さ** 創内の一番深い部分で評価し、改善に伴い創底が浅くなった場合、これと相応の深さとして評価する

d	0	皮膚損傷・発赤なし	D	3	皮下組織までの損傷						
				4	皮下組織を超える損傷						
	1	持続する発赤		5	関節腔、体腔に至る損傷						
				DTI	深部損傷褥瘡（DTI）疑い[*2]						
	2	真皮までの損傷		U	壊死組織で覆われ深さの判定が不能						

Exudate **滲出液**

e	0	なし	E	6	多量：1日2回以上のドレッシング交換を要する						
	1	少量：毎日のドレッシング交換を要しない									
	3	中等量：1日1回のドレッシング交換を要する									

Size **大きさ** 皮膚損傷範囲を測定：[長径（cm）×短径[*3]（cm）] [*4]

s	0	皮膚損傷なし	S	15	100以上						
	3	4未満									
	6	4以上　　16未満									
	8	16以上　　36未満									
	9	36以上　　64未満									
	12	64以上　100未満									

Inflammation/Infection **炎症/感染**

i	0	局所の炎症徴候なし	I	3C[*5]	臨界的定着疑い（創面にぬめりがあり、滲出液が多い。肉芽があれば、浮腫性で脆弱など）						
				3[*5]	局所の明らかな感染徴候あり（炎症徴候、膿、悪臭など）						
	1	局所の炎症徴候あり（創周囲の発赤・腫脹・熱感・疼痛）		9	全身的影響あり（発熱など）						

Granulation **肉芽組織**

g	0	創が治癒した場合、創の浅い場合、深部損傷褥瘡（DTI）疑いの場合	G	4	良性肉芽が創面の10%以上50%未満を占める						
	1	良性肉芽が創面の90%以上を占める		5	良性肉芽が創面の10%未満を占める						
	3	良性肉芽が創面の50%以上90%未満を占める		6	良性肉芽が全く形成されていない						

Necrotic tissue **壊死組織** 混在している場合は全体的に多い病態をもって評価する

n	0	壊死組織なし	N	3	柔らかい壊死組織あり						
				6	硬く厚い密着した壊死組織あり						

Pocket **ポケット** 毎回同じ体位で、ポケット全周（潰瘍面も含め）[長径（cm）×短径[*3]（cm）]から潰瘍の大きさを差し引いたもの

p	0	ポケットなし	P	6	4未満						
				9	4以上16未満						
				12	16以上36未満						
				24	36以上						

部位 [仙骨部、坐骨部、大転子部、踵骨部、その他（　　　　　　　）] 　　合計[*1]

©日本褥瘡学会
http://www.jspu.org/jpn/member/pdf/design-r2020.pdf

*1　深さ（Depth：d/D）の点数は合計には加えない
*2　深部損傷褥瘡（DTI）疑いは、視診・触診、補助データ（発生経緯、血液検査、画像診断等）から判断する
*3　"短径"とは"長径と直交する最大径"である
*4　持続する発赤の場合も皮膚損傷に準じて評価する
*5　「3C」あるいは「3」のいずれかを記載する。いずれの場合も点数は3点とする

図 **DESIGN-R® 2020 褥瘡経過評価用**（文献2より転載）

寧に体位変換やポジショニングを行います。また、ウレタンマットや高機能エアマットなどの用品を使用することでも、十分な除圧効果が得られます。

希望する体位や痛みの部位を把握し、苦痛を与えない

まずは患者さんにとって、普段どのような体位がもっとも楽なのかを知ることが大切です。「どの体勢でいることが多いのか」「どこに触れ、どのように身体を動かすと苦痛の表情がみられるのか」などを考えながら、観察します。どの部分が骨突出しているのかによっても、介入のポイントは異なります。

また、痛みの部位を知っておくことも必要です。どのような体勢でいると痛みが軽減するのかを把握することで、痛みのない部分を知ることができます。患者さんが希望する体位を見出し、その体位を維持しながら、苦痛を与えない褥瘡ケアを行いましょう。

身振りや表情をよく観察して、本人が望む体位を検討する

終末期にある患者さんには、さまざまな身体症状がみられます。特に認知症の患者さんになると、コミュニケーションが困難になり意思疎通が難しくなるため、その時々の症状だけでなく、わずかにみられる身振りや表情をよく観察しながら、本人が望むと考えられる体位やポジショニングを検討するなど、個別性のある褥瘡対策を行う必要があります。

痛みがある人や全身倦怠感がある人にとっては、人に触れられるだけでも痛みや苦痛を感じることがあります。そのようなときには、自動体位変換機能が付いた高機能エアマットを使うと、患者さんに定期的に触れずにかかわることができます。ポジショニングとしては、身体の一部を小さく動かすことで体位を変えるスモールチェンジ法を用いて、身体にかかる負担を少しでも減らせるように意識して対応することが大切です[3]。

終末期の褥瘡ケアでは、緩和的ケアとして丁寧に対応する

終末期のケアで大切なことは、日常生活自立度が低下したときから褥瘡を発生させないためのケアを行うことです。それでも褥瘡が発生してしまった

第7章 終末期の認知症患者さんへの指導管理

場合には処置を行いますが、終末期にある患者さんに対する褥瘡ケアでは、**苦痛を増悪させないように短時間で処置を行う**ことを最優先させます[4]。

　終末期においては、治療的ケアではなく、緩和的ケアとして処置・対応するように心掛けることも忘れないようにします。痛みが強い場合は、事前に痛み止めを使用したり、処置物品を万全に準備して手際よく行えるように工夫したりしますが、患者さんの苦痛を最小限に抑えるということを念頭に置いて丁寧に対応します。それでも対応に困ったときには、一人で抱え込んで悩まずに、皮膚・排泄ケア認定看護師や医師に相談しましょう。

　終末期にある患者さんでは、褥瘡が治癒に至らずに亡くなられることもあります。緩和的なケアを最優先に考えると褥瘡が治りにくくなることもありますが、できるだけ早期から「苦痛を生まない」という点に配慮しながら褥瘡対策をすれば、褥瘡予防や治療に至ることもあります。苦痛を最小限に抑えるという視点を意識して、予防やケアをしっかりと行うことが大切です[5]。

引用・参考文献

1) 日本褥瘡学会編. "褥瘡の定義と疫学". 褥瘡ガイドブック：褥瘡予防・管理ガイドライン（第5版）準拠. 第3版. 東京, 照林社, 2023, 8-19.
2) 日本褥瘡学会編. "DESIGN-R® 2020 褥瘡経過評価用". 改定DESIGN-R® 2020 コンセンサス・ドキュメント. 東京, 照林社, 2020, 5.
3) 日本褥瘡学会編. "終末期の人の体圧分散マットレスの選択". 前掲書1). 221-3.
4) 溝上祐子ほか. "褥瘡のある認知症者へのケア". 認知症ケアガイドブック. 日本看護協会編. 東京, 照林社, 2016, 269-73.
5) 西山みどり. "終末期のケア". 高齢者看護すぐに実践トータルナビ. 岡本充子ほか編. 大阪, メディカ出版, 2025, 27-32.

（今村直美）

第7章 終末期の認知症患者さんへの指導管理 ⑧

Q49 終末期医療にかかわる意思決定支援は、どうする？

患者 80歳代後半、女性

背景
- アルツハイマー型認知症の診断を受け、8年が経過しました。症状は徐々に進行し、現在はあいさつや単語の発語がありますが、言語による意思疎通は困難（認知症高齢者の日常生活自立度 ランクⅣ）です。
- 長男夫婦とともに暮らしています。主介護者は長男の嫁ですが、夫婦で協力しながら介護を続けてきました。
- 要介護4の認定を受け、デイサービスを週2回、訪問看護を週2回、訪問介護を週4回利用しています。
- 最近は誤嚥性肺炎により、入退院を繰り返していました。

経過
　患者のAさんは、食事摂取はペースト食を全介助で摂取していましたが、摂取量は徐々に減り、2週間ほど前から食事や水分は口に運ぶものの口の中にため込んで飲み込まず、そのまま眠り込んでしまうことが増えていました。覚醒のよいときになんとか食べさせていましたが、栄養・水分ともに必要摂取量には至らず、入院となりました。
　医師からは家族に人工的水分・栄養補給法（artificial hydration and nutrition；AHN）を行うことについて提案があり、家族はどう判断すればよいのかわからず悩んでいるようです。Aさん本人がどうしたいのかなど意思を確認することが難しい状況で、どのように支援すればよいのかと考えています。
　認知症の進行度は重度であり、状態から終末期であると判断できそうです。医療行為を受けるか受けないかなど自分で判断することが難しくなった認知症の患者さんと家族に対して、どのように支援すればよいでしょうか？

意思決定支援プロセスは患者・家族と共同で進める

　認知症であったとしても、**医療行為を受けるか受けないかに関する同意は患者さん自身が行うのが原則**です（自律尊重）[1]。まずは、本人が意思を表明できるように、保たれている力を引き出す工夫が欠かせません **（表）**[1]。
　しかし、本ケースのように、認知症の進行によって言葉で意思を伝えることが難しい場合には、本人の意思が推測できる情報を集め、家族や介護関係者からの情報も総合して、本人の意向に沿った医療の選択となるよう支援し

表 本人の理解力を高めるための工夫（文献1より転載）

聴覚	●補聴器がある場合はなるべく装着してもらう。 ●本人の正面から口の形を見るように促し、大きく口を開けて発音して見せる。 ●必要以上に大きな声で伝えようとせずに（騒音曝露といって難聴を悪化させる場合がある）、適宜、筆談など視覚的補助を用いる。
注意	●人の出入りやほかの人の話し声などが気にならず、集中できる環境を設定する。 ●話す前に名前を呼んで、注意を喚起する。
記憶	●一文を短く区切る。キーワードとなる言葉は1文に1～2個程度とする。 ●字や図など視覚的な補助を使い記憶に残りやすくする。説明のときに使ったメモや図を、後日の確認のときにも使うと思い出しやすい。
理解	●本人の教育歴や認知機能レベルに応じた言葉やなじみのある表現への言い換えを行う。 ●説明内容のポイントをわかりやすく書いて、指し示す。 ●実際の病変の部位を確認しながら、説明する。
選択	●選択肢を2つに絞る。 ●「はい」「いいえ」で答えられる質問にする。

ます。

　考え方としては、医療・ケア従事者と本人・家族が共同で意思決定プロセスを進めるあり方を示すモデルである「情報共有‐合意モデル」（図）[1, 2]に沿って進めるとよいでしょう。

利益と不利益を整理し、医療行為の方向性を検討する

　「なぜ食べられないのか」という原因についてフィジカル・アセスメントを行い、客観的なデータからエビデンスに基づいた医学的情報を集めて診断したうえで、最善の治療がどのようなものかについて整理します。

　このような検討については多職種の視点で、医療ケアチームで情報共有しながら実施し、食べられない原因を正しくアセスメントしたか、十分な食支援を行ったかどうかを入念に議論することが重要です。そして、それらの治療の選択が本人にもたらす利益と不利益の両方を整理したうえで、選択すべき医療行為の方向性を検討します。

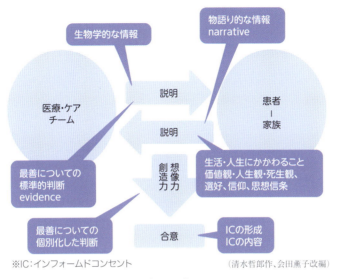

図 情報共有-合意モデル （文献2より転載）

家族や介護関係者とともに、本人に最善の選択肢を検討する

「本人はどうしたいのか」という視点からAさんの意思を推察していくために、家族からAさんのことを教えてもらいましょう。どのようなことを大切にしてきたか、好むことは何か、嫌なことは何か、自分のことでなくても、これまでに「食べられなくなったとき」のことなどを話していたことはないかなどの情報を得ます。また、「Aさん本人が話せたとしたらどう判断すると思いますか」などと問いかけ、家族に本人の代弁を促します。

家族だけでなく、介護関係者がこれまでの本人とのかかわりのなかで感じた、「Aさんはものごとをどのように捉えているのか」についても情報を得ます。「そういえば、Aさんは以前に、入浴をしながらこのように話していたな」などと思い出すこともあります。これらの情報に加え、言葉ではない表情や行動なども本人の意思として捉えながら、本人にとって最善の選択肢を検討します。

最期まで「代弁者としての役割」を果たすよう意識する

認知症が進行し、コミュニケーションに支障をきたすようになった認知症

の患者さんが判断を迫られる場面で、私たち看護師はその人の意思を十分に引き出す支援ができているでしょうか。「認知症だからわからないよ」という言葉を何げなく使う場面に出合うことがあるかもしれませんが、私たち看護師は**患者さんが発するわずかなサインをもキャッチし、患者さんが最期を迎えるそのときまで「代弁者としての役割」を果たす**必要があると思います。

本人中心の決定となるよう、十分に話し合えるようにする

　前述したように、家族や介護関係者など本人を中心にした関係者間での対話を通じて、医療・ケアチームによる最善についての判断（生物学的な情報）と患者・家族の生活や人生にかかわること（物語的な情報）に関する合意形成を目指します。

　ともすれば、患者さんの意思が反映されず、医療者や家族の主導で今後の患者さんについての決定が行われそうな場面に出合うこともあるかもしれません。しかし、そのようなときこそ看護師は、患者さん**本人が中心にある決定となるよう声を上げ、関係者がいま一度十分に話し合える場を設けられるよう行動する**ことがとても重要です。その際には、道しるべとしてガイドライン[3〜5]を活用することをお勧めします。

認知症の症状の進行にかかわらず、患者さん本人には意思があるという前提で意思決定支援をすることが大切です。代弁者である家族の話から本人の意思を推し量り、よりよい決定へのプロセスをチーム全体で進めていきましょう。

引用・参考文献

1) 加藤佑佳．"医療同意能力評価の実際"．認知症の人の医療選択と意思決定支援：本人の希望をかなえる「医療同意」を考える．成本迅編．京都，クリエイツかもがわ，2016，145-57．
2) 会田薫子．"ACPとは"．ACPの考え方と実践：エンドオブライフ・ケアの臨床倫理．会田薫子編．東京，東京大学出版会，2024，9-20．
3) 厚生労働省．認知症の人の日常生活・社会生活における意思決定支援ガイドライン．https://www.mhlw.go.jp/file/06-Seisakujouhou-12300000-Roukenkyoku/0000212396.pdf（2025年1月閲覧）
4) 厚生労働省．人生の最終段階における医療・ケアの決定プロセスに関するガイドライン．https://www.mhlw.go.jp/file/06-Seisakujouhou-10800000-Iseikyoku/0000197721.pdf（2025年1月閲覧）
5) 日本老年医学会．高齢者ケアの意思決定プロセスに関するガイドライン人工的水分・栄養補給の導入を中心として．https://www.jpn-geriat-soc.or.jp/proposal/pdf/jgs_ahn_gl_2012.pdf（2025年1月閲覧）

（原田かおる）

第7章 終末期の認知症患者さんへの指導管理 ⑨

Q50 終末期判断をめぐる医療従事者と家族のコミュニケーションは、どうする?

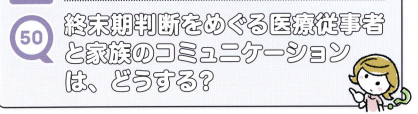

患者 80歳代後半、女性

背景
- 患者のAさんは認知症の終末期と判断されました。
- 今後の医療に関する決定のために、医師から家族に人工的水分・栄養補給法(artificial hydration and nutrition;AHN)について提案がありました。
- 家族(長男、長男の妻)はどのように考えて、判断すればよいのかわからず悩んでいます。

経過 看護師はご本人に意思を確認することが難しい状況において、家族や介護関係者からの情報を総合して、本人の意思に沿った医療の選択となるように支援していこうと思っています。まずは家族と話し、そして関係する医療者にもそのことを伝えていこうと考えていますが、家族や多職種にどのようにコミュニケーションをとればよいかわからず悩んでいます。
　認知症の終末期の判断を迫られる家族と医療者とのコミュニケーションにおいて、看護職はどのようなことに留意し、どのようにかかわればよいでしょうか。

家族を本人の「代弁者」と捉え、コミュニケーションを図る

　認知症の患者さんの終末期をめぐるさまざまな判断において、患者さんと直接コミュニケーションをとることが難しい場合、家族らから本人の言葉やこれまでの考えなどを教えてもらい、意思を推察していくことになります。つまり、家族は患者さんのこれまでをよく知る存在として、「代弁者」の役割を担います。また一方で、家族はかけがえのない母親に対する感情や意思をもつということについても看護師は理解し、話す必要があります。
　本人にとっても家族にとっても納得できる判断となるよう、本人と家族をつないでいくようにコミュニケーションを図りましょう。

家族の理解度に合わせて伝え、気持ちをしっかり聞く

　看護師は、家族が医師や医療者からの説明や判断すべき事柄を十分に理解しているか、そして家族としてどのように受けとめているかということについて、家族との時間をつくり話すことが大事です。家族は、医師からの説明を頭ではわかっていても、患者さんに対する家族としての感情が湧き上がり、理解を妨げている場合もあります。

　医療・ケアチームからの情報をわかりやすく家族の理解度に合わせて伝えるとともに、家族の気持ちをしっかりと聞き、それまでの本人について語ってもらえるように話しましょう。

家族の語りから本人の意思を推し量り、チームに伝える

　医療の現場では、患者さんが言葉で意思を表現することが難しいと判断した際は、医師から家族に説明がなされ、家族に判断を求めるかもしれません。看護師は家族の思いをしっかりと聞いたうえで、それまでの本人についての語りのなかから本人の意思を推し量り、チーム全体でよりよい決定を目指すプロセスがたどれるようにチームに伝えます。

本人の「代弁者」として、勇気をもって発言し行動する

　看護師には、本人の思いや願いを多職種に伝える代弁者としての役割を果たす責任があります。本人の意思が反映されず医療者や家族主導で方向性が決まろうとしている場面に出くわしたときには、看護師は勇気をもって本人の意思が反映されるように声を上げることが求められます。認知症が重度になって言葉で意思を伝えることが難しくなっても、最期のときまで意思ある存在であるということを念頭に、本人の意思を推し量りながら多職種へ伝えましょう。

本人をめぐる対話から、家族の気持ちや思いを整理する

　家族が安心して語れるような場をつくり、患者さんについて語ってもらいましょう。患者さんがこれまでの人生をどのように過ごしてきたのか、何を好み、何を嫌うのか、何を誇りとし、どのように選択をされてきたのかなど、

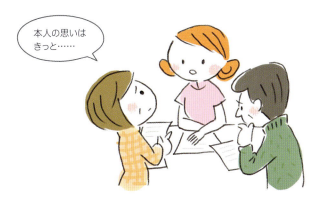

図 対話のなかで気持ちや思いを整理する家族

　これまでの生きざま、大切にしてきたこと、価値観、選好などを家族に語ってもらうことで、本人をより理解することにつながるでしょう。
　そのうえで、**「家族として本人をどのように感じているのか」などの気持ちも聞きます**。そして、判断すべき事柄について、例えば「食べられなくなったときにどうしたいかなど、話していたことはありませんか」「身近な人が入院したとき、亡くなる直前に話していたことは何かありませんか」など、問いかけてみます。
　このような本人をめぐる対話から、家族が過去の本人の言葉や振る舞いを思い起こすことにつながることもあります。そのなかで、家族としてはどうしたいと思っているのか、本人だったらどのように判断すると思うかなど、気持ちや思いの整理ができていくでしょう（図）。

家族もケアの対象であるということを忘れず、本人の意思をともに推し量っていき、本人・家族にとってよりよい決定となるよう家族と多職種チームで積極的にコミュニケーションを図っていきましょう。

引用・参考文献

1) 吉岡佐知子. "代理意思決定支援". 認知症の緩和ケア：EOLC for ALL すべての人にエンドオブライフケアの光を. 平原佐斗司ほか編. 東京, 南山堂, 2019, 228-31.
2) 荒巻敦子. "コラム：本人家族の立場から望むこと". 認知症の人の医療選択と意思決定支援：本人の希望をかなえる「医療同意」を考える. 成本迅編. 京都, クリエイツかもがわ, 2016, 16-7.
3) 日本緩和医療学会. "モジュール4, 6". ELNEC-J高齢者カリキュラム指導者用ガイド2024. https://www.jspm.ne.jp/seminar/elnecj/index.html（2025年1月閲覧）

（原田かおる）

| 付録 | 日常臨床で役立つ認知症の評価・検査 |

改訂長谷川式簡易知能評価スケール（Hasegawa's Dementia Scale-Revised；HDS-R）

● 満点：30点、カットオフポイント：20点（20点以下で認知症の疑い）

質問内容	配点
1 お歳はおいくつですか？ 　　（2年までの誤差は正解）	0　1
2 今日は何年の何月何日ですか？ 　何曜日ですか？ 　　（年月日、曜日が正解でそれぞれ1点ずつ）	年：0　1 月：0　1 日：0　1 曜日：0　1
3 私たちがいまいるところはどこですか？ 　（自発的にでれば2点、5秒おいて家ですか？病院ですか？施設 　ですか？のなかから正しい選択をすれば1点）	0　1　2
4 これから言う3つの言葉を言ってみてください。あとでまた聞き 　ますのでよく覚えておいてください。 　（以下の系列のいずれか1つで、採用した系列に○印をつけておく） 　　1 a桜 b猫 c電車　/　2 a梅 b犬 c自動車	0　1 0　1 0　1
5 100から7を順番に引いてください。 　　（100－7は？それからまた7を引くと？と質問する。 　　最初の答えが不正解の場合、打ち切る）。	(93) 0　1 (86) 0　1
6 私がこれから言う数字を逆から言ってください。 　　（6－8－2、3－5－2－9を逆に言ってもらう。 　　3桁逆唱に失敗したら打ち切る）。	(2-8-6) 0 1 (9-2-5-3) 0 1
7 先ほど覚えてもらった言葉をもう一度言ってみてください。 　（自発的に回答があれば各2点、もし回答がない場合以下のヒン 　トを与え正解であれば1点）a植物 b動物 c乗り物	a　0　1　2 b　0　1　2 c　0　1　2
8 これから5つの品物を見せます。 　それを隠しますのでなにがあったか言ってください。 　（時計、鍵、タバコ、ペン、硬貨など必ず相互に無関係なもの）	0 1 2 3 4 5
9 知っている野菜の名前をできるだけ多く言ってください。 　　（答えた野菜の名前を下欄に記入する。途中で詰まり、約10秒 　　待っても答えない場合にはそこで打ち切る）。	0 1 2 3 4 5

1.	0点	5.	0点	9.	4点
2.	0点	6.	1点	10.	5点
3.	0点	7.	2点		
4.	0点	8.	3点		

	合計得点

出典：加藤伸司ほか. 改訂長谷川式簡易知能評価スケール（HDS-R）の作成. 老年精神医学雑誌. 2（11）, 1991, 1339-47.

ミニメンタルステート検査（Mini Mental State Examination；MMSE）

● 満点：30点、カットオフポイント：23点（23点以下で認知症の疑い）

質問内容	回答	得点
1（5点）　今年は何年ですか	年	
今の季節は何ですか		
今日は何曜日ですか	曜日	
今日は何月何日ですか	月	
	日	
2（5点）　ここはなに県ですか	県	
ここはなに市ですか	市	
ここはなに病院ですか		
ここはなに階ですか	階	
ここはなに地方ですか（例 関東地方）		
3（3点）　物品名3個（相互に無関係） 　　　　　検者は物の名前を1秒間に1個ずつ言う。その後、被検者に繰り返させる 　　　　　正答1個につき1点を与える。3個すべて言うまで繰り返す（6回まで） 　　　　　何回繰り返したかを記せ【　　回】		
4（5点）　100から順に7を引く（5回まで）。または「フジノヤマ」を逆唱させる		
5（3点）　3で提示した物品名を再度復唱させる		
6（2点）　（時計を見せながら）これは何ですか 　　　　　（鉛筆を見せながら）これは何ですか		
7（1点）　次の文章を繰り返す 　　　　　「みんなで、力を合わせて綱を引きます」		
8（3点）　（3段階の命令） 　　　　　「右手にこの紙を持ってください」 　　　　　「それを半分に折りたたんでください」 　　　　　「机の上に置いてください」		
9（1点）　（次の文章を読んで、その指示に従ってください） 　　　　　「眼を閉じなさい」		
10（1点）　（何か文章を書いてください）		
11（1点）　（次の図形を書いてください）		
	得点合計	

出典：北村俊則. "Mini-Mental State（MMS）". 高齢者のための知的機能検査の手引き. 大塚俊男ほか監修. 東京, ワールドプランニング, 1991, 36.

認知症の日常生活自立度

ランク	判定基準	見られる症状・行動の例	判定にあたっての留意事項
1	何らかの認知症を有するが、日常生活は家庭内および社会的にほぼ自立している。		在宅生活が基本であり、一人暮らしも可能である。相談、指導を受けることにより、認知症の改善や進行の遅延を図る。
2	日常生活に支障をきたすような症状・行動や意思疎通の困難さが多少見られても、誰かが注意していれば自立できる。		在宅生活が基本であるが、一人暮らしは困難もあるので、日中の在宅サービスを利用することにより、在宅生活の支援と症状の改善および進行の阻止を図る。
2a	家庭外で上記2の状態が見られる。	たびたび道に迷うとか、買物や事務、金銭管理などそれまでできたことにミスが目立つなど	在宅生活が基本であるが、一人暮らしは困難もあるので、日中の在宅サービスを利用することにより、在宅生活の支援と症状の改善および進行の阻止を図る。
2b	家庭内でも上記2の状態が見られる。	服薬管理ができない、日常生活の動作や訪問者への対応など一人で適切にできないなど	在宅生活が基本であるが、一人暮らしは困難もあるので、日中の在宅サービスを利用することにより、在宅生活の支援と症状の改善および進行の阻止を図る。
3	日常生活に支障をきたすような症状・行動や意思疎通の困難さが見られ、介護を必要とする。		日常生活に支障をきたすような行動や意思疎通の困難さがランク2より重度となり、介護が必要となる状態である。「ときどき」とはどのくらいの頻度を指すかについては、症状・行動の種類などにより異なるので一概には決められないが、一時も目を離せない状態ではない。在宅生活が基本であるが、一人暮らしは困難であるので、夜間の利用も含めた居宅サービスを利用し、これらのサービスを組み合わせることによる在宅での対応を図る。
3a	日中を中心として上記の状態が見られる。	着替え、食事、排便、排尿が上手にできない、時間がかかる。やたらに物を口に入れる、物を拾い集める、徘徊、失禁、大声、奇声をあげる、火の不始末、不潔行為、性的異常行動など	日常生活に支障をきたすような行動や意思疎通の困難さがランク2より重度となり、介護が必要となる状態である。「ときどき」とはどのくらいの頻度を指すかについては、症状・行動の種類などにより異なるので一概には決められないが、一時も目を離せない状態ではない。在宅生活が基本であるが、一人暮らしは困難であるので、夜間の利用も含めた居宅サービスを利用し、これらのサービスを組み合わせることによる在宅での対応を図る。
3b	夜間を中心として上記の3の状態が見られる。		日常生活に支障をきたすような行動や意思疎通の困難さがランク2より重度となり、介護が必要となる状態である。「ときどき」とはどのくらいの頻度を指すかについては、症状・行動の種類などにより異なるので一概には決められないが、一時も目を離せない状態ではない。在宅生活が基本であるが、一人暮らしは困難であるので、夜間の利用も含めた居宅サービスを利用し、これらのサービスを組み合わせることによる在宅での対応を図る。
4	日常生活に支障をきたすような症状・行動や意思疎通の困難さが見られ、常に介護を必要とする。	ランク3に同じ	常に目を離すことができない状態である。症状行動はランク3と同じであるが、頻度の違いにより区分される。家族の介護力などの在宅基盤の強弱により在宅サービスを利用しながら在宅生活を続けるか、または特別養護老人ホーム・老人保健施設などの施設サービスを利用するかを選択する。施設サービスを選択する場合には、施設の特徴を踏まえた選択を行う。
M	著しい精神症状や周辺症状を伴う認知症が見られ、専門医療を必要とする。	せん妄、妄想、興奮、自傷・他害などの精神症状や神経症状に起因する問題行動が継続する状態など	ランク1〜4と判定されている高齢者が、精神病院や認知症専門医療を行う老人保健施設などでの治療が必要となったり、重篤な身体疾患が見られ老人病院などでの治療が必要となった状態である。専門医療機関を受診するよう勧める必要がある。

厚生労働省.「認知症高齢者の日常生活自立度判定基準」の活用について」．平成18年4月3日老発第0403003号

出典：長寿科学振興財団. "認知症高齢者の日常生活自立度とは". 健康長寿ネット. https://www.tyojyu.or.jp/net/kaigo-seido/kaigo-hoken/ninchi-jiritsu.html（2025年1月閲覧）より改変

索引

欧文・略語

ADL ·· 114, 125
BPSD ··· 23-24, 26
Comfort-Feeding Only ························· 148
CRCI ·· 162
HDS-R ··· 179
MMSE ··· 11, 180
QOL ············· 113-114, 146-147, 153-154,
162, 165-166

あ行

曖昧な喪失 ·· 32-33
アプローチ ·· 98, 121
アルツハイマー型認知症 ········· 38, 83, 118,
128-129, 147
安全ベルト ··· 40-42
安楽 ·· 166
意識レベル ···································· 48, 124
意思決定 ······· 106, 109, 160-161, 171-172
意思決定支援 ································· 109, 171
一過性脳虚血発作 ···························· 74, 76
栄養 ······························· 12, 13, 48, 140-141
栄養補助食品 ··· 141
エンドオブライフ・ケア ····························· 141
おむつ ·· 66-68

か行

介護者 ························· 9, 11-12, 56, 58-59,
64, 111, 114, 163
改訂長谷川式簡易知能評価スケール（HDS-R）
·· 179
介入 ····································· 58-59, 96, 99
過食 ·· 118
家族 ······· 13, 15, 32-34, 51, 55-56, 58-60,
90-91, 98, 101, 105-109, 147
価値観 ···························· 33-34, 106-107,
109, 130, 166, 173
かゆみ ································· 78, 80, 92-93
がん ··············· 149, 155-157, 162-163, 167
がん関連認知機能障害 ·························· 162
環境調整 ················ 10, 99-101, 103-104,
134-135
環境づくり ·································· 41, 47, 54
がん告知 ·· 155, 157
間食 ··· 141
嵌入便 ··· 63-64

カンファレンス ·································· 56, 109
緩和ケア ·· 104, 148
希望 ····························· 28, 56, 111, 166, 169
共感 ··· 52-54
拒否 ··························· 81-84, 85-86, 96, 98-99
経口摂取 ·· 124-125
経済的負担 ··· 90
傾聴 ··· 111
幻視 ····························· 125-126, 132-135
合意形成 ························· 105-106, 108-109
行動パターン ································· 100-101
抗認知症薬 ············ 49, 51, 125-126, 152-154
声掛け ······················ 17, 43, 73, 80, 98, 134
誤嚥 ······················ 122-123, 138-139, 140-141
コミュニケーション ·········· 14, 36-39, 96, 175

さ行

サービス ········· 48, 56-57, 60, 106-108, 181
錯視 ·· 134-135
支援体制 ······································· 105, 108
自己決定 ·· 45
自己抜去 ······································· 47, 68-70
姿勢 ························· 88, 97, 115-116, 121-123
視聴覚機能の加齢変化 ···························· 37
社会参加 ·· 12, 13
習慣 ······································ 83, 100-101
重度認知症 ···································· 113, 115-116
終末期医療 ··· 171
終末期判断 ··· 175
食形態 ·· 121-122
食行動 ······················· 124, 126, 129, 133, 137
食(事)支援 ································· 121-122, 130
褥瘡 ·· 167-170
褥瘡ケア ··· 169-170
身体活動 ·· 12, 13
身体症状 ···································· 24, 114, 133
身体的苦痛 ················ 21-22, 83, 148, 155-156
ストーマケア ···································· 71, 90-91
ストーマ装具 ······························· 71-73, 88-91
ストレス ···································· 8-10, 26, 70
住まい（環境）····································· 44
生活援助 ·· 97
摂食嚥下（障害）······················· 119, 121
全人的（苦痛）······················· 96-97, 149, 150
前頭側頭型認知症 ····· 83, 99-101, 136-139
尊厳 ·· 66-68, 74

た行

体位変換 ·· 167, 169
退院支援時 ·· 55
代替療法 ·· 146